# 病気が長引く人、回復がはやい人

## 胃腸が美しい人は長生きできる

江田 証

GENTOSHA

# はじめに・なぜ、風邪を引いても薬いらずで治る人と、そのまま寝込んでしまう人がいるのか？

同じ時期に風邪を引いても、薬をのまずに2～3日で治ってしまう人もいれば、そのまま長引いて寝込んでしまう人もいます。

転んで同じ部分を骨折して入院しても、3か月後に普通に歩ける人もいれば、寝たきりになってしまう人もいます。

同じ進行段階でがんの治療を受けても、回復する人もいれば、再発したり、別の場所に転移してしまう人もいます。

ショックなできごとがあっても、気持ちの整理をつけて前向きになれる人もいれば、そのまま立ち直れずに心を病んでしまう人もいます。

私は、毎日多いときには200人の患者さんを診察している内科医です。患者さんをみていて不思議に思うのが、なぜこのように病気が長引く人と、回復がはやい人がいるのか、ということです。

調子を崩してもなかなか回復できないと、多くの人は「歳のせいだからしかたない」と思うでしょう。しかし、同じ年の同じ日に生まれ、同じくらいの生活レベルで暮らしてきたとしても、長生きできる人とできない人がいるのです。

最近、私はあることに気づきました。

見た目が若い人は、病気になりにくいということです。見た目が若い人の体を調べてみると、血管や血液、また心臓や脳、胃腸などの臓器の状態がよく、それを構成している組織、細胞までも若々しい。この若々しさは、言い換えると、「レジリエンス」がある、ということです。レジリエンスとは耳慣れない言葉かもしれませんが、日本語では抵抗力、抗病力と訳されます。病気を遠ざけたり、ダメージを受けてもポキッと折れず、すぐに立ち直れる、バネのような回復力のことです。

外見が若々しい人は、体の中身も若々しく、レジリエンスが高いため、心臓病やがんといった死に至る病気から認知症まで、あらゆる病気を遠ざけることができます。結果的に、見た目が若い人たちは、元気に長生きできるのです。

レジリエンスは、生まれつきの能力だけで決まるわけではありません。食事や運動のしかた、身の回りの環境の整え方、ものの考え方など、細かい生活習慣をかえていくことで、身につけることができるものなのです。

人は生きていれば必ず老いて病気になり、やがて亡くなります。生き物としての運命です。しかし、いい習慣を身につけ、実践すれば、その運命を自分の手でかえることができます。

本書では、最新の科学的根拠に基づいた、レジリエンスを身につけるための「健康長寿の習慣」を紹介します。今日からひとつでも実践し、病気にならない人、なっても回復がはやい人を目指してください。

# 病気が長引く人、回復がはやい人
胃腸が美しい人は長生きできる

目次

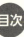

## 2章

# 突然死を予防する血管ケア習慣術

## 3章

# 認知症は全身病だと知っていますか?

## 4章

# 腸内フローラの活躍でがんは治せる

装幀　石間 淳
DTP　美創
イラスト　秋田綾子
協力　小川ましろ（オフィス201）

# 1章

# 見た目を若くすると病気にならない

# 01

# 自動的に若返るには まず3分、できたら3日つづけよう

## 世界最長寿は122歳の女性

人類史上でもっとも長生きした女性のひとりは、122歳まで生きたカルマンさんといいます。121歳のときに、科学誌「ネイチャー」の表紙を飾りました。

このような100歳以上の長寿者のことを百寿者（センテナリアン）と呼びます。百寿者は、**生活習慣病になりにくい遺伝的な素因**を持っています。100歳以上の長命な家族がいる人は、90歳以上まで長生きする確率がそうでない人より4倍高いことがわかっています。このような家系は、代々病気を遠ざける力、レジリエンスが高いのです。

ただし、遺伝的な素因だけでこのように長生きできるわけではありません。もしカルマンさんが、暴飲暴食をし、つねに睡眠不足で心がうつうつとしていたら長生きできたでしょうか。少なくとも、**100歳を超えることはできなかった**はずです。

先天的な素因以上に、環境的な要因が重要になります。とくに人生の後半で、運動と栄養をはじめとする日常生活の「習慣」をどうしていくかが、長寿のポイントです。

## 毎朝の歯磨きがアンチエイジングの基本

朝起きて、顔を洗ったり、歯を磨くのに、いちいち意識する人はあまりいないでしょう。頭で考えたり、強い意志を持たなくても、ほぼ自動的にできてしまう。これが「習慣」のすばらしさです。洗顔も歯磨きも、何も考えずにできるほど簡単なことですが、そのおかげで私たちは清潔でいられるし、虫歯を予防することもできています。アンチエイジング（抗加齢）の基本です。

めんどうくさがりでなまけものの人でも、一度いい健康習慣を身につければ、自動的に病気になりにくい若々しい体にかわります。

## 見た目の若さはなぜ大切か？

いい健康習慣を身につける際に、吟味しなければならないのが科学的裏付けの有無です。科学的根拠の少ない民間療法をつづけていても、体にいい結果はあらわれません。やはり最新の科学データに基づいた正しい「健康長寿の習慣」であれば、積み重ねていくことで、体がいい方向に変化します。見た目が若くなりますし、風邪も引きづらくなる。こういう状態を保っていると、心臓や脳の病気、がんなども遠ざけることができるのです。

いい習慣を身につけるためには、まずチャレンジすることです。チャレンジに3分、それができたら次は3日間がんばってみましょう。習慣化には3の法則があります。最初のステップが3日間、それができたら3週間、3週間つづけられたら、3か月です。3か月たつころには、習慣を自分のものにすることができます。

ひとつのことを3か月継続できれば、もう意識してがんばる必要はなくなります。習慣の威力はなんといっても、**自動的に意識を使わずにできるようになる**ということ。あなたは自動的に、レジリエンスのある若々しい心身へとかわります。

# 02 細胞が老化する「糖化」と「酸化」

## 大きな病気の原因は〝老化〟だった

最近の医学研究では、がんや心筋梗塞、脳梗塞、肺炎など、日本人の死因となる病気の根本に「老化」が存在すると考えられています。老化のメカニズムが、大きな病気のもとになっているのです。

老化に対する**レジリエンス（抵抗力）を高めていくと、病気や死までも遠ざけること**ができます。

そのためにはまず老化の原因を知ることが大切です。敵の正体がわかれば、具体的に何にどうやってレジリエンスを高めていけばいいのかがわかります。

現段階では、科学者たちの認識は主《おも》に次にあげる3つの原因に絞られています。

## 1　細胞が「糖化」でベタベタになる

人間のタンパク質は年齢を重ねていくと、相互にくっついてきてしまいます。最新の研究では、タンパク質が糖分とくっつき、細胞が老化する「糖化《とうか》」という現象が起こることがわかってきました。これが老化を招いているのです。

血糖値が高いと、糖化の速度ははやまり、老化が進みます。長寿の人に糖尿病の人が少ないのはこのためです。

## 2　細胞が「酸化ストレス」で錆びていく

人間は生きるために、酸素をとり込み細胞内のミトコンドリアでエネルギーをつくります。ところが、この過程で「活性酸素」という細胞毒が生まれてしまうのです。

活性酸素は、体を錆びつかせていきます。細胞を老化させ、遺伝子を損傷し、ついには、**病的な老化やがん化につながる**のです。

人間は酸素がなくては生きていけませんが、酸素があることで、体が錆びついたり、炎症を起こしたりして次第に老化していく、矛盾を抱えた生物なのです。

生命のロウソクの燃焼に、酸素は欠かせません。酸素があるとロウソクは鮮やかに燃えます。ただし、ロウソクの寿命は短いのです。ラットの寿命は3年ですが、酸素が100％の環境で飼育すると3日で死にます。この酸素の毒性を乗り越えるコツを、これから伝授します。

## 3 染色体を守る「テロメア」が短くなる

人間の染色体の先端には「テロメア」と呼ばれる「細胞分裂の切符」があります。テロメアは、生まれながら**ヒトの染色体の先端にあり、染色体を保護する役割**を担っています。

テロメアの長さは人によって異なりますが、細胞が分裂するたびに、少しずつ切れて短くなります。

最終的にテロメアがなくなると、細胞はそれ以上分裂できなくなり、死に至ります。

こうして老化が進むのです。

これらの3つの原因に、最新の**科学的データに基づく健康法**を習慣化し対抗すれば、私たちは「病気にならない、病気になっても回復する」レジリエンスを身につけた人間になることができます。

# 03

# 「糖の呪い」で早死にしないために

## 「糖化」が顔のたるみ・骨折・認知症・がんを招く

　ものごとには後になってやり直せることとやり直せないこととがありますが、**糖尿病は長く放っておくとやり直しがきかなくなる病気**のひとつです。いったん糖尿病になると「糖の呪い」から逃れられなくなります。

　老化の最大の原因となる「糖化」が起こるためです。

　高血糖がつづくと、糖と体内のタンパク質がくっついてしまいます。そして「終末糖化産物（ＡＧＥｓ）」という物質がつくられます。これがいったん体内にできると、なかなか分解されず、蓄積されていきます。

## 6年半高血糖を放置すると心筋梗塞のリスクが高まる

昔は蓄積されたＡＧＥｓをはかることが困難でしたが、今は腕の皮膚からだけで蓄積量がはかれる精密機械が開発されています。

血糖値とＡＧＥｓの蓄積量の関係を調べたところ、**高血糖を放置していると、後からどんなに血糖値を下げても、一定量から減らなくなる**ことがわかりました。体内に蓄積されたＡＧＥｓは、体のあちこちを老化させます。タンパク質がボロボロになるため、骨がスカスカになったり、肌が劣化し、たるんだりします。

それだけではありません。蓄積してから数年後、ＡＧＥｓは時限爆弾のようにわるさをはじめます。動脈硬化や心筋梗塞、脳梗塞など死因となるような血管の病気を引き起こしたり、認知機能を低下させたりするのです。

最新のアメリカでの医学研究では、高血糖の状態を6年半放置すると、その後がんばって、いくら血糖治療を強化しても血管や腎臓の病気のリスクを減らすことができないという結果が出ています（ＤＣＣＴ／ＥＤＩＣ研究）。

すぐに治療をはじめて血糖値を下げた人たちと、6年半この数値のまま放っておき、その後、改心して血糖値を下げた人たちの健康状態を、17年半かけて追いかけました。

すると後者はいくら後から血糖値をコントロールできても、**血管病になるリスク、死亡リスクは下がりません**でした。


まさに「糖の呪い」。過去のツケによって、回復するためのレジリエンスが奪われてしまうということです。後回しにすること、先送りにすることはリスクになります。

「糖の呪い」にかかる前に、今すぐ医師の指導のもとで血糖値コントロールをはじめましょう。

# 04

# フライ、ステーキ、マヨネーズは控えて、食後には緑茶を飲む

## 糖尿病だけでなく、メタボ、喫煙者も糖化しやすい

体内を糖化させ、老いさせる終末糖化産物ＡＧＥｓを生み出すのは、じつは糖だけではありません。糖尿病ではない人でも、糖化が見られます。

たとえばメタボリックシンドロームの人の体には、ＡＧＥｓがたまっています。脂質がたまりやすい生活習慣は、体を糖化させてしまうのです。

また喫煙者も蓄積率は高くなります。タバコにはＡＧＥｓが含まれているためです。

メタボやタバコは、健康上よくない印象がありますが、**知らずに食べている食べものが原因でＡＧＥｓを蓄積**してしまうこともあります。

## ハンバーガー、ベーコン、バターのとりすぎも危険

ヨーロッパ各国の26種類の調理法を比較し、AGEsとの関連を調査した研究報告では、高温調理のグリル、ステーキ、バーベキュー、フライでAGEsが増えることが報告されています。

230℃以上の高温料理は、私たちのアディポネクチンというホルモンの分泌を低下させます。このホルモンは、**食欲をコントロールしたり、脂肪を分解したりする善玉の抗メタボホルモン**で、このホルモンが減少すると、AGEsが増えるのです。鶏肉のフライは、とくにAGEsを増やすことがわかっています。

また、ハンバーガーやベーコン、バターやマヨネーズなどもAGEsの含有率が高い食品です。とりすぎると確実に体を糖化させます。

これらの食品は、欧米型の食生活では定番のものです。脂肪や糖を多く含み、高温であげたり、焼いたりして褐色化している食べものには気をつけてください。

## 茶カテキンには抗糖化作用がある

糖化を進めるのではなく、防ぐ食材もあります。その代表がお茶です。緑茶に含まれる茶カテキンという成分には、さまざまな効果がありますが、そのひとつとしてAGEsの産生を抑制する抗糖化作用が認められています。

茶カテキンには、血糖値の上昇をおさえる効果もありますから、**食後に緑茶を飲む日本人の習慣は、アンチエイジング的にもとてもいい習慣**だといえます。

## 05

# バイアグラを週1回、アンチエイジング薬として服用する

### 勃起不全の薬がなぜか老化防止に効く⁉

高血糖を放置してしまうと、後から努力しても死亡リスクを下げられない「糖の呪い」。放置したら最後、もう救われる手立てはないのでしょうか？

最近、ＡＧＥｓによる糖化から体を守り、「糖の呪い」をといてくれる意外な薬が発見されました。みなさんよくご存じの「バイアグラ」です。

バイアグラは**勃起不全（ＥＤ）の治療薬としてよく知られているＰＤＥ５阻害薬**です。日本では、バイアグラのほかに、レビトラとシアリス、ザルティア（前立腺肥大症の治療薬として保険適用されている）という薬が認可されています。

じつはこのPDE5阻害薬は、細胞がAGEsをとり込まないようにブロックする作用を持っているのです。

## がん、動脈硬化の原因、RAGEをブロックする

私たちの細胞は、中心に核があり、周囲を膜で覆われています。この細胞膜の表面に、RAGEというAGEsをとり込むレセプター（受容体）を持っているのです。AGEsがRAGEにくっつくと、酸化ストレスの刺激が核に伝わり、**がんや動脈硬化などの血管病**を引き起こします。

バイアグラなどのPDE5阻害薬は、RAGEをブロックします。いくらAGEsが体内に入ってきても、レセプターをふさいでしまうためにわるい刺激が細胞核に伝わりません。

糖尿病の人の死因の第1位はがんです。これは糖尿病の患者さんにAGEsの蓄積量が多いことが大きな理由のひとつです。バイアグラを服用すれば、AGEsによって起こるがんも防ぐことができます。

実際、ＰＤＥ５阻害薬の服用者では、前立腺がんが少ないことが報告されています。がん細胞ではＰＤＥ５を高発現していることがあり、それをおさえる効果のあるＰＤＥ５阻害薬とお茶のカテキンを一緒にとると、抗がん剤の効果が高まることがわかっています。

## 「バイアグラ週１回法」はじつは女性にもおすすめ

バイアグラを６か月間、週１回投与した実験があります。６か月間つづけた結果、糖化と同じく老化の原因となる活性酸素の酸化ストレスが、３分の１まで減少しました。また**男性ホルモンのテストステロンは、２倍に増加した**のです。

テストステロンについてはこの章の最後の数節で詳しく紹介しますが、やる気、元気の源ともいえる、男女問わずアンチエイジングに必要なホルモンです。

ＰＤＥ５阻害薬は男性だけでなく、女性が服用しても同じ効果が得られます。勃起不全の治療だけでなく、血管内皮機能を改善し、動脈硬化も予防することから、今後は広くアンチエイジングの薬として使われるケースが増えてくるでしょう。

# 06

# 糖尿病の先にはがんが待っている!?

## がん細胞の大好物は糖

糖とがんには深い関係があり、糖尿病の人の死因にはがんがもっとも多く見られます。「糖はがんのもとだ」と言い切る医者もいるほどです。

がん細胞は、糖が大好きだからです。

人間は糖分をとると、血中の糖（血糖）の値が増加します。次に血糖を下げるために、膵臓《すいぞう》からインスリンというホルモンが出ます。血糖が高いほどインスリンがたくさん血中に流れ込みます。がん細胞はこの**インスリンをとり込んで増えるインスリンレセプターを、正常細胞の15倍も持っている**のです。

この性質を利用したのが、**がんの検査でよくおこなわれるPET検査（陽電子放射断層撮影）**です。検査液を点滴してがんだけを画像で映し出すものですが、この検査液にはグルコース（糖）が使われます。血管に糖を注射し、それをとり込んでいるがん組織を調べるのです。

## 血糖を下げ、がんもおさえる「メトグルコ」がおすすめ

高血糖のままでいると、AGEsが増えやすく、がんを発症しやすくなります。さらにそのまま放置すると、がん化した細胞が糖やインスリンをとり込みながら、どんどん増えてしまいます。

老化、がんを遠ざけるには、糖尿病にならないことです。

もし糖尿病になっていて、がんの心配があるなら、糖尿病薬の「メトグルコ」をおすすめします。これは血糖を下げる薬ですが、糖尿病の人のがんをおさえる効果もあります。同じ糖尿病の薬をのむなら、こういった薬があることも知っておきましょう。

# 07 胆石を放っておくと寿命が縮まる

## 胆石は全身病である

胆のうや胆管に石ができる、胆石症という病気があります。胆石を持っている人は、持っていない人よりも、寿命が短いということがわかってきました。

胆石症といっても、健康診断などで超音波検査（エコー）を受けて診断された人の約半分以上が無症状です。

これまでは腹痛などの症状があり、慢性的な胆のう炎を起こしている人、胆石が胆のうに充満して胆のうが役割を果たしていない人以外は、放置されていました。ところが、**胆石があると、将来糖尿病になる可能性が高い**ことがわかったのです。

そこから、「胆石は全身の代謝異常の前兆」だと考えられるようになりました。

胆石の59％は、コレステロール結石。メタボリックシンドロームと診断された人は要注意です。胆石の有無も調べたほうがいいでしょう。メタボは**コレステロール結石の危険因子**なのです。食事やライフスタイルの影響で、コレステロール結石ができます。

「痛くないからいい」と胆石を軽く見るのは危険です。

胆石がない人に比べて、胆石がある人は死亡率が高くなります。胆石症の人の死因でもっとも多いのが糖尿病、そして次が狭心症や心筋梗塞などの血管の病気です。

胆のうをとり除いてしまった人ほど、糖尿病になりやすいこともわかっています。

単に胆のうや胆管だけの問題なのではなく、胆石は身体全体に関わる全身病なのです。

# 08

# 歩きながら会議をし、立ったままデスクワークをする

## マサイ族はなぜ胆石ができないのか

胆石ができやすいかどうかの理由のひとつに、遺伝があげられます。アメリカの先住民族であるネイティブ・アメリカンには、胆石症の人が多く見られます。ところが、アフリカのマサイ族にはほとんど胆石症が見られません。

ネイティブ・アメリカンの場合、2人に1人以上が胆石を持っています。北米のネイティブ・アメリカンは、30歳までに7割の女性が胆石症になります。胆汁に**高レベルのコレステロールを分泌する遺伝的素因が見られる**のです。

一方、マサイ族は胆石知らず。これも遺伝の要素が大きいのですが、それだけでは

ありません。

胆石症は、ほぼヒトだけに見られる病気です。つまりこの病気は、ヒト特有の生活習慣が影響しています。「長時間座りつづける」ということです。長時間座っている人は、立ち仕事の人や肉体労働者と比べて胆石ができやすい。長く座っていると、**胆汁の流れが悪くなり、胆石ができやすくなる**のです。

さらに座っている時間は、身体活動とは別の、独立した危険因子になります。つまり、運動不足になれば不健康になるのは当たり前ですが、いくら運動していても、座っている時間が同じように長ければ、死亡リスクは下がらないのです。運動を増やしたところで結果はかわりません。「俺は座っている時間は長いけれど、たくさん運動しているから大丈夫」というわけにはいかないということです。

## 座りっぱなしが死期をはやめる

現在の日本では、一日じゅう座りっぱなしで仕事をしている人が増えています。このまま増加していけば、日本人の寿命は短くなりかねないというわけです。

座りっぱなしは、喫煙並みにあなたの寿命を短くします。

ちなみに私は、この本の原稿を立って書いています。集中しておこなう仕事であれば、立ったままするすることをおすすめします。私はスタンディング・デスクを使って仕事をします。机の脚が伸び縮みするもので、休憩するときには椅子の高さにあわせて低くすることができます。こうした机を使って仕事をすると、座らない習慣は長つづきします。

みなさんも、極力座らない生活をしてみましょう。

レストランでも、立ったまま飲み食いする立食形式のところが増えています。会議も場合によっては、座らないで散歩をしながらおこなう「ウォーク＆トーキング・ミーティング」などがおすすめです。

## 井戸端会議は寿命を長くする

座らない時間だけでなく、**動く時間を加えると、相乗効果**があります。

じっとしている時間が短い人は、血管が柔らかいことがわかりました。

運動の強さは何ではかるかご存じでしょうか。METs（メッツ）という単位です。1メッツはただ座っているだけ。3メッツは普通の歩行で、7メッツがジョギングです。

ある研究によると、運動とはいえないような3メッツ未満の、低強度の活動量が多い高齢者は、動脈が柔らかいことがわかったのです。つまり、ちょっと立つ、自分でお茶をいれる、となりのおばさまと井戸端会議をするなど、**じっとしている時間が短い人は動脈硬化が少ない**のです。

ぜひ明日から立っている時間、ちょこちょこ動いている時間を増やして血管を柔らかくし、胆汁の流れをよくして全身病である胆石症を防ぐ。この習慣が、病気をはねのけるレジリエンスを高めます。

# 09 息をする、食事をするだけで体は錆びていく

## 脳が錆びれば認知症が起こる

私たちは呼吸をしたり、ものを食べたりするだけで、老化していきます。「酸化ストレス」によって、体が錆びていくからです。

体に酸素をとり入れたり、食べものから栄養をとり込んだりして、ＡＴＰというエネルギーを生み出します。このときに**細胞内のミトコンドリアという器官で起こる化学反応**が「酸化」です。

酸化に用いられる酸素が、毒性のある活性酸素という物質にかわるのです。活性酸素は酸化能力が非常に高く、触れたものを片っ端から酸化させる力があります。

健康なら、活性酸素が生まれても、抗酸化作用のある体内の物質がそれをとり除いてくれます。生産と除去のバランスが保たれているあいだは、老化もそれほど進行しません。

しかし、偏食や睡眠不足、喫煙などで生活習慣が悪化していたり、体のなかに何か炎症が起きていると、活性酸素の量が増えすぎて「酸化ストレス」状態に陥ります。

体のなかに錆が蓄積されていき、蓄積された部分でさまざまな障害が起こります。脂質が錆びて血管にたまれば、動脈硬化や心筋梗塞が起こりますし、タンパク質が錆びれば、皮膚やあらゆる臓器が老化したり、病気が起こります。脳のタンパク質が錆びれば、認知症が発症することもわかっています。

## 食事、サプリ、運動で活性酸素を除去する

酸化ストレスに対抗するには、活性酸素を除去するための工夫が必要です。まず、抗酸化作用のある食事、サプリメントを積極的にとること。次に**酸化ストレスを生じさせない運動法を身につける**こと。運動は、しなくても、しすぎても酸化ストレスを

生じさせてしまいます。

正しい食事法、運動法を知るだけで、体の錆びつきを確実におさえ、**レジリエンスを高める**ことができるのです。

## 10

# 三浦雄一郎さんが、標高6000メートルで飲んだホットワイン

## 運動、紫外線、ストレスで体は錆びる

どんなものを食べていたら、体は老化せず元気いっぱいの生活を送れるのでしょう。

エベレスト登頂者である登山家の三浦雄一郎さんが、**75歳でエベレストに登ったとき食べていた食事**のなかに、そのヒントがあります。

三浦さんは標高6000メートルの彼《か》の地で、こんなものをとっていました。

・ホットワイン（クローブ、シナモン、オレンジ、リンゴまるごと。アルコールは加熱により飛んでいる）

・ヒマラヤ黒キーマカレー（ココア、豆類が豊富）
・ヒマラヤチーズショコラ（チョコレート）
・レーズン（抗酸化力のあるポリフェノールのレスベラトロールはぶどうの皮にある）
・玄米

ここに出てくる食材には、疲労解消効果のあるものが多数含まれています。

そもそも疲労のもとは、活性酸素です。激しい運動をしたり、紫外線を浴びたり、ストレスを抱えたりすると、**酸化ストレスがかかり有害な活性酸素が大量に産出**されます。

クローブ、シナモン、豆類、ぬか、ココア、チョコレートなどは活性酸素を吸収する能力が高い食材なのです。

## ORACが高いレーズン、玄米、チョコレートを毎日とる

活性酸素をどれだけ吸収して除去してくれるかは、ＯＲＡＣ（オラック／活性酸素吸収能）として数値化されます。アメリカ農務省（ＵＳＤＡ）は２０１０年、**３００品目のＯＲＡＣ値を発表**しています。

とくに数値が高い食品には、次のようなものがあります。

・レーズン
・バジル
・玄米
・チョコレート
・ふすま
・ぬか
・ココア
・クローブ
・シナモン
・松の実

ＯＲＡＣ値ランキングの上位には、三浦さんがエベレストでとっていた食べものと重なるものが多数あります。

## ダークチョコレート20グラムを週3回とる

たとえばチョコレート。「チョコレートの国ごとの消費量とノーベル賞の国別受賞者の割合は正の相関をする」という有名な論文が「ランセット」という医学誌に載りました。ダークチョコレートには歩行速度を高め、歩行距離の延長効果、登山などによる筋肉疲労を回復させる効果があります。これは**一酸化窒素を介して活性酸素をおさえる**ためです。

そのほかに、チョコレートの原料のココアは、記憶力をつかさどる脳の海馬の機能を高めます。チョコレートの摂取量が多いほど、冠動脈疾患、脳卒中、心不全が少なくなります。チョコレートは血圧を下げ、インスリン抵抗性を減らし、ＢＭＩ（ボディマス指数）を下げるアンチエイジングフードなのです。

あの世界最長寿のカルマンさん（14頁参照）も、チョコレート大好き女子だったのです。

ただし、**糖の多いミルクチョコレートではなく、カカオ99％のダークチョコレートをとる**ようにしましょう。20グラムを週に3日がおすすめです。

毎日の食生活のなかで、ORAC値の高い食材を積極的にとり入れ、食事をとるだけで、自然と活性酸素が除去されるようにしていきましょう。

# 11 グルコサミンは長寿の有効サプリメントだった

## ひざへの効果は証明されていない

「酸化ストレス」の予防に、ひざの痛みの解消サプリとして人気の高い「グルコサミン」が効果的だということがわかってきました。

グルコサミンはアミノ糖の一種で、サプリメントとしても人気です。日本のグルコサミン市場は389億6000万円（2012年矢野経済研究所調べ）。これは単一のサプリメントでは第1位。サプリメントの会社が扱う銘柄としても第1位（第2位コラーゲン、第3位ビタミンB群）なのです。

購入者の多くは、**ひざの痛みを抱えている人**たち。

代表的なのが「膝《しっ》関節症」という病気の患者さんたちです。

ところが、グルコサミンは膝関節症に効かないというのは、整形外科領域の医者のあいだでは常識なのです。これまでに膝関節症への効果を実証した論文はありません。あらゆる大規模疫学調査でも、グルコサミンはひざの痛みに効果がないことが証明されています（Arthritis Rheum. 2007 Jul;56(7):2267-77.）。２０１２年の米国リウマチ学会でも、グルコサミンに膝関節症予防効果はないことが報告されました。

## グルコサミンはミトコンドリアを活性化し、細胞を若返らせる

ひざへの効果がないのに人気が高いため、医者から揶揄《やゆ》されることの多かったグルコサミンですが、最近では再評価されています。

「グルコサミンが寿命をのばす」という論文が、「ネイチャー」や権威ある医学専門誌である「セル」に発表されたためです。

グルコサミンを投与すると、**寿命の延長効果が見られる**という論文です。

私たちは生きていくために、エネルギーをつくり出さなければなりません。酸素を

とり込み、細胞内のミトコンドリアでエネルギーをつくり出します。ここで生まれるのが、体の錆びつきのもとである活性酸素です。

活性酸素の産出場所であるミトコンドリアは、たとえるなら機関車のボイラー部分です。ボイラーで石炭をガンガン燃やすと、燃えカスが出ます。それが活性酸素なのです。燃えカスがたまってミトコンドリアから漏れ出ていけば、人体の環境も悪化していきます。

グルコサミンには、ボイラーであるミトコンドリアの機能をちょうどよく調整し、オーバーヒートしないようにする働きがあります。

グルコサミンをとると、古くなったミトコンドリアを新陳代謝するオートファジー（自食作用）という働きが活性化されます。古くなったミトコンドリアがたまってくると、有害な活性酸素が増加し、遺伝子が不安定化し、発がんにつながります。

オートファジーとは、オートファゴソームという膜のようなものが**細胞の古くなったミトコンドリアをつつみ込んで食べて新しくする働き**です。細胞が若返り、きれいになります。タンパク質の質が高まるため、長寿効果も得られます。

同時にグルコサミンは、細胞内のミトコンドリアの過剰な働きをおさえます。ミトコンドリアの機能を少し落とし、オーバーヒートを起こさないようにしてくれるのです。

エネルギーをつくるミトコンドリアが活性化しすぎると、まるでボイラーからススが出るように、活性酸素が生じやすくなります。現在は、**ミトコンドリアの機能を少しおさえたほうが、長寿につながる**と考えられているのです。

グルコサミンは、もはやひざではなく長寿のためにとる、アンチエイジングサプリメントだと意識をかえるべき時代が来ています。

## 3割の食事制限やポリフェノールでグルコサミンと同じ効果が得られる

ミトコンドリアの過剰な働きをおさえる効果は、食事などのエネルギー制限でも得られます。ふだんより3割程度カロリーダウンするだけで、ミトコンドリアのオーバーヒートを抑制することができます。

また、赤ワインのなかに含まれる「レスベラトロール」というポリフェノールのサプリメントをとっても同様の効果が得られます。

ちなみに、ひざの痛みを放っておくと、活性酸素が増えてしまいます。痛みがあるということは、体内に炎症が生じているということです。

炎症は酸化ストレスを生じさせます。グルコサミンをのむ前に、ひざの痛みに本当に効果がある太もも（大腿四頭筋）の筋力をつけるトレーニングをしましょう。このトレーニングは、痛み止めの薬と同等の効果があることが証明されています。

ちなみに**骨粗しょう症をおさえる効果があるのは納豆**です。納豆を食べる東日本の人は、西日本の人より骨折が少ない。納豆のなかに、豊富に含まれているビタミンKが、骨粗しょう症を予防すると考えられています。

# 12 ミツバチの減少が警鐘を鳴らす、知らずに口にしている有毒物質

## 農薬、添加物はアンチエイジングの大敵

活性酸素で体を錆びつかせないためには、**体内に有毒なものを入れないことが第一**です。そして有毒なものが入ってきたら、すぐにデトックス（毒出し）してください。活性酸素除去効果の高い栄養素を含む食材やサプリメントは、それをとるだけでデトックスになります。

ただ、いくら栄養素に注目していても、知らずに口にしてしまう「毒」もあります。食品に含まれる農薬や添加物です。これらも活性酸素を増やし酸化ストレスを招きます。アンチエイジングの大敵なのです。

## 国や法律の規制はあてにならない!?

農薬や添加物は、法的な規制があるから大丈夫、と思われる人もいるでしょう。法的な規制がどれほど私たちを守ってくれているのか、疑わしいと思わざるをえない一例を紹介しましょう。

最近、ミツバチの数が減ってきているのをご存じでしょうか。

アメリカにいるミツバチの数は、この50年間で3分の1まで減少しています。アメリカだけでなく、日本でもブラジルでもヨーロッパでもこの現象は確認されています。ミツバチの生態を観察していくと、数の減少の原因は、ハチ自体が死んでいるわけではないことがわかってきました。女王蜂は巣にいるのに、働き蜂が巣にいなくなっていたのです。

さらに詳細な分析をしていくと、**働きバチが自ら巣を出て行ったわけではなく、自分の巣に戻れなくなっている**事実に辿《たど》り着きました。

## ネオニコチノイドは洗ってもとれない

原因は「ネオニコチノイド」という農薬でした。作物にネオニコチノイドが混ざっていて、ミツバチは蜜をすうときにこの農薬を吸収していたのです。

ネオニコチノイドは、**ミツバチの神経のアセチルコリン受容体をブロック**してしまい、神経に異常が出て、自分の巣に帰れなくなってしまうのです。これは「蜂群崩壊症候群（Colony Collapse Disorder、ＣＣＤ）」と呼ばれるもので、この症状があらわれると最終的にミツバチの巣は空になってしまいます。

ネオニコチノイドは、ヨーロッパでは使用できない禁止農薬です。しかしアメリカ、日本ではまだ許可されています。

日本は、農薬使用量が世界でもトップクラスです。当然、私たち日本人が食べているもののなかにも含まれているでしょう。

農薬なら、食べる前によく洗えばいいと思うかもしれません。でも、ネオニコチノイドは浸透性があり、食物のなかに染み渡っていく性質を持っています。洗ってもなかなかとれないのです。

農薬や食品添加物などは、アンチエイジングだけにとどまらず、私たちが健康を保つうえで大切な問題です。

本来は、国がコントロールすべきことですが、国が取り組まないなら、自分自身で知識を持ち、**産地や生産工程を確認できる食品を取捨選択**していかなくてはなりません。

# 13

# 精子の実験でわかった毒消し効果のある抗酸化物質

## ビタミンA・C・Eが体の錆をとる

食品に使われる添加物の安全性を証明するために、精子が利用されています。

精子は、生体のなかでももっとも外的刺激に敏感で、弱いものなのです。

哺乳類の精子が、細胞から育つまでには一定期間かかります。ヒトの場合は3か月。マウスで9日、ラットで125日です。この期間に、**精子は外から体内に入ってくる物質に対してとても敏感に反応**します。精子発生に関わる細胞に障害があるかどうかを調べることは、すぐれた食品安全性の試験になるのです。

精子を使った実験によって、体の錆とり能力、毒消し効果のある抗酸化物質の重要性がわかってきました。

代表的な物質がビタミンA・C・Eです。抗酸化作用が高い3つのビタミンをA・C・E（エース）と呼ぶこともあります。これらの抗酸化物質の投与によって、精子の数、精子の総運動量がたった8週間で改善してしまうのです。

ビタミンAは**にんじんやほうれん草などの緑黄色野菜、うなぎ**などにも多く含まれています。ビタミンCはレモンなどの柑橘《かんきつ》類、ブロッコリーやほうれん草、ビタミンEはナッツ類やアボカド、かぼちゃなどに豊富です。これらのビタミンはそれぞれ単体のサプリメントとしても、「マルチビタミン」「ビタミンA・C・E」などの複合化されたサプリメントとしても市販されています。

## 桃太郎は、精子と卵子が若返ったおじいさんとおばあさんの子だった!?

精子の実験では、さらに効果的な抗酸化物質も見つかっています。

ビタミンEよりさらに強力な「トコトリエノール」と「NAC（Nアセチルシステイン）」という抗酸化物質を用いたところ、精子の状態の改善のみならず、精子が増えることがわかりました。

また、「コエンザイムQ10」をとった場合でも、精子の数と運動能力が増加することが証明されています。女性の卵子の「卵の老化」をおさえる効果があるのが「メラトニン」であることがRCT（ランダマイズド・コントロールド・トライアル）という研究試験で確かめられています。

日本昔話の「桃太郎」は、桃から生まれたことになっていますが、原本では、**桃を食べて若返ったおじいさんとおばあさん**から生まれています。霊的な食べものであった桃は、現在ではコエンザイムQ10とメラトニンなのです。赤ちゃんが欲しい人は試してみる価値があります。

コエンザイムQ10もメラトニンも、サプリメントの形で入手することができます（ただし、メラトニンは市販されておらず、個人輸入している医師のもとで入手できます）。

ちなみに、桃は抗酸化作用が強く、高血圧、糖尿病の予防に役立つアンチエイジングフードです。桃太郎の物語に登場するキビも、ビタミン$B_1$・$B_6$やポリフェノールが多く、抗酸化作用が強い。桃太郎は理にかなった話なのです。

# 14 大根おろしとレモンで自然毒を除去する

## ジャガイモ、トウモロコシ、ギンナンにも毒がある

食品添加物、汚染物質、残留農薬などの問題だけでなく、ふだんとっている食べもののなかにも、私たちの体に毒となるものがいくつもあります。有名なのは**フグやジャガイモの芽**など。いわゆる自然毒です。

・ジャガイモ……ソラニン
・トウモロコシ……アフラトキシン、カビ毒
・ギンナン……4[3]-O-メチルピリドキシン

・ソテツの実……サイカシン、ホルムアルデヒド
・キャッサバ……青酸配糖体
・青梅……アミグダリン
・フグ……テトロドトキシン
・アオブダイ……パリトキシン
・イシガキダイ……シガテラ毒　など

## 大根には解毒作用、レモンには活性酸素除去作用がある

フグやキノコ類などの毒は、致死率が高いので食べるときには注意が必要です。ほかの食材も、食べる部分や食べる量に気をつけなければいけません。

また、こうした**天然毒に対抗するために有効**なのが、大根おろしとレモンです。大根おろしには、発がん性物質の解毒作用が、またレモンにも活性酸素を除去する作用があります。

ふだんの食事に、大根おろしとレモンを追加してみましょう。

## 15

# 30歳をすぎたら あなたの体は毒だらけ!?

### 毒出しできないと、めまい、手足のしびれ、舌のもつれが起こる

私たちはとくに有害なものを食べていなくても、自然と**体内に水銀や鉛、カドミウムなどの有害重金属が蓄積**されていきます。それらがたまりすぎれば、酸化ストレスが生じ、老化の原因にもなるのです。

そこで、こうした有害重金属を排出してくれるミネラルが必要になります。「抗酸化ミネラル（拮抗《きっこう》ミネラル）」です。

セレン、亜鉛、マンガン、ヘム鉄、銅などを、抗酸化ミネラルと呼びます。体内にあるこれらのミネラル量を年齢別に分析すると、30代から減少してくることがわかっ

ています。

抗酸化ミネラルが欠乏してくると、毒出しできずに老化が進むだけではありません。抗酸化ミネラル不足の人たちは、頭痛、めまい、手足のしびれ、舌のもつれ、胸のしめつけ、眠れないなどのいわゆる不定愁訴の症状が多いことが、統計で明らかになりました。

## マグロ、牡蠣、牛肉をとってデトックス

医師にかかっても「何ともない」と言われてしまう不定愁訴。不定愁訴の多い人は、**抗酸化ミネラルのなかでも、セレンと亜鉛が不足している**ことが、統計でわかりました。セレンと亜鉛は、デトックス効果が高いミネラルです。

セレンには、体内の有毒な物質を体外に排出する「グルタチオン」という酵素を助ける働きがあります。

亜鉛には、SOD（スーパーオキシドディスムターゼ）という酵素を助ける働きがあります。SODは細胞内に発生した活性酸素を分解し、SOD活性が高い生物ほど、

寿命が長いことがわかっています。

セレンは食品では魚介類、とくにカツオ節やマグロ、あん肝やマガレイなどに豊富です。亜鉛は牡蠣《かき》やうなぎ、牛肉に多く含まれています。

また抗酸化ミネラルは、長寿サポートミネラルでもあります。セレンには、筋肉を増やす効果があり、亜鉛には、**カルシウムの吸収を促し骨粗しょう症を予防する効果**があります。

30歳を超えたら、セレンや亜鉛を含む食べものやサプリメントをとるようにしましょう。

寝たきりにならず、自分の足で歩きつづけるためにも、セレンや亜鉛を食生活にとり入れ、病気になってもすぐに回復するレジリエンスを身につけましょう。

16

# サプリメントを選ぶときには、最初に表示される物質名を確認する

## βカロテンやビタミンEはとり方によって危険なことも

アンチエイジングにおいて、栄養素をよく知り、うまく利用することはきわめて重要です。食べものから栄養素を補給するのはもちろん、サプリメントで必要な栄養素をとれば、より効率よく老化を遠ざけることができます。

日本人にも、サプリメントによる栄養素の補給がずいぶん浸透してきました。現在、**日本人の4割がサプリメントをとっている**というデータがあります。

せっかくサプリメントを使うなら、闇雲にあれこれとるより、自分に本当に必要な栄養素を吟味してとりたいものです。

なぜなら、過剰にとることで有害になるものもあるからです。たとえばβカロテンです。もともとβカロテンの血中濃度が低い人は、βカロテンを投与することで胃がんなどの発がんリスクが下がります。しかし、βカロテンがじゅうぶんに足りている人が、高用量のβカロテンをとってしまうと、肺がんなどのリスクが高まることがわかっています。

またビタミンEに関しては、**大腸がんを減らしたり、前立腺がんを増やしたりする**という、相反する結果が出ています。これは、個人の遺伝子型が関与していることがわかりました（Am J Clin Nutr. 2012 Jun ; 95 (6) : 1461–7)。とる人の持つ遺伝子のタイプによって、同じサプリメントでも効果が異なるのです。

## 毛髪検査でビタミンやミネラルの過不足がわかる

ビタミン剤をとるとき、今の自分の体にどんなビタミンが不足しているかを調べる方法があります。毛髪を使って検査するのです。

ニュースなどで覚せい剤使用の事件があると、毛髪検査の話題が出ます。体内の栄養状態は血液でもわかります。しかし、血液には短期間の体内状況しかあらわれません。一方毛髪には、長期の体内の変化があらわれます。覚せい剤使用歴を調べるとき、とても有効なのです。

ビタミンやミネラルの過不足を調べるときも、同じ方法をとります。昨日今日食べたものではなく、**長期でどんなビタミンやミネラルが不足しているのか**、逆に過剰なのかがすぐにわかります。

「毛髪検査」「毛髪ミネラル検査」という検査を実施している医療機関が多数あります。サプリメント選びで迷っているなら、受けてみるといいでしょう。

## 葉酸のサプリなのに成分表示が最後にあったら注意

サプリメントは日常的にとるものですから、同じ栄養素でも、より質が高いものを選んでとることが大切です。質の低いものをとると、逆に酸化ストレスを引き起こす原因になるかもしれません。

サプリメントの質は、容器の表示を見て確認します。ＪＡＳ法という法律で、成分量の多いものから順番に表示することが定められています。

以前私が衝撃を受けたのは、ある会社が製造する葉酸のサプリメントでした。その製品の裏を見ると、添加物、添加物、添加物……と添加物の表示がつづき、ようやく最後になって「葉酸」と記述されていました。

つまり、99％が添加物、残りが葉酸なのです。葉酸は妊婦さんに必要不可欠な栄養素なのですが、こんな劣悪なサプリメントはとてもおすすめできません。サプリメントを選ぶときには、成分表示の見かたを忘れずに確認してください。

それから、注意したいのが**安息香酸ナトリウムなどの添加物**です。もしこのナトリウムが含まれていたら、購入は控えたほうがいいでしょう。安息香酸ナトリウムは、白血病のもとになるベンゼンという物質が発生します。とりすぎはＡＤＨＤ（注意欠如・多動性障害）の原因になるともいわれています。

賢い消費者となって、サプリメントを選ぶようにしましょう。

## 17

# 15分以下、100分以上の激しい運動はかえって老化を進める

### 激しい筋トレが動脈硬化を招く

老化の重大な原因の「酸化」は、呼吸するだけでも起こります。すい込んだ酸素をエネルギーにかえるときに、酸化ストレスが生まれるためです。過剰な運動は活性酸素が増加し、体を錆びつかせることになるため、激しすぎる運動には注意が必要です。

運動は、よりハードなほどいいと思われがちですが、激しい筋トレやトライアスロンのような長時間にわたる運動は、健康長寿に必ずしも結びつきません。無酸素運動と呼ばれる、息を詰めて踏ん張って無理を感じながらおこなう運動、とくに**激しい筋トレはかえって動脈硬化を促進して、老化を進める**ことがわかっています。

## 適度なストレスが免疫力を活性化する「ホルミシス効果」とは

同じ運動でも、活性酸素がいい作用をもたらす運動もあります。それが無理のない呼吸をしながらおこなう有酸素運動です。ウォーキングはもちろん、たとえば**太極拳のようなゆっくりした動きの運動でも、死亡リスクはじゅうぶんに下がる**ことがわかっています。

有酸素運動も、やはりわずかながら活性酸素が生まれます。しかし、その活性酸素を解毒しようとする働きも生まれ、かえって免疫力が上がってくるのです。少量の活性酸素というストレスが、健康をもたらす。ストレスはまったくないより、多少あるほうが体にいいという好例です。

これを「ホルミシス効果」といいます。ギリシア語の「刺激する（hormo）」という言葉に由来し、「過剰であれば有害なものなのに、少量であれば有効な刺激作用を持つもの」を指します。

ほかに、宇宙から降り注ぐ微量な放射線、温泉で浴びるラジウムやラドンなどの放射線にも、ホルミシス効果があります。

## 1週間92分の運動で死亡率が14％下がる

有酸素運動であっても、若返り、寿命をのばすためにはやりすぎてはいけません。もっとも効率よく運動するには、1日どのくらい取り組めばいいのでしょうか。

「死亡率を減少させる運動時間」を示す具体的なデータがあります。中等度の運動（少し汗ばむ程度の運動）を、1日15分おこなうと、死亡率が14％も減少します。そこから有酸素運動を15分ずつ延長していくと、死亡率がさらに4％ずつ減っていきます。がんによる死亡率も1％ずつ減っていきます。

ただし、この効果は100分間までです。それ以上やっても死亡率の減少効果は見られませんでした。

100分以上がんばるよりは、**翌日に余力を残して長くつづけていくほうが、いい**ということです。たとえ毎日運動できなくても、1週間でトータル92分おこなえば、死亡率は14％も下がります。

ちょっとつらいと思われる程度の有酸素運動を1日15分。これがいいのです。時は金なり。費用対効果から考えても〝おいしい運動〟だといえるでしょう。1日15分で死亡率が下がるなら、ズボラな人でもできると思いませんか？

これは、世界的に権威のある「ランセット」という医学雑誌に掲載されたものです。運動時間と死亡率減少効果についての、科学的なエビデンス（根拠）を示すデータはあまり多くありませんが、この論文はひとつの目安を提供してくれています。漠然と運動しているより、目標値を決めたほうが、やりがいも生まれます。

## 運動するなら夜より朝がおすすめ

運動する時間帯も重要です。夜より朝がおすすめです。夜に運動をすると、緊張や興奮をつかさどる交感神経が興奮し、眠りが浅くなります。

また夜間はただでさえ寝汗をかきます。もし運動で汗をかくと、寝汗をかいたときには、体内が脱水傾向になってしまいます。夜間の体液量が減り、その結果**血液がドロドロになり、血管が詰まりやすくなる**のです。夜間の運動後、さらに寝汗をかくと脳や心臓の血管が詰まり、脳梗塞や心筋梗塞を引き起こしやすくなります。

一方、朝運動すればいいことがたくさんあります。まず体のエンジンに火が入り、基礎代謝が高まります。横になって安静にしていても、体が一定量のエネルギーを代謝してくれます。この代謝力が高まると、**同じ食事をしてもエネルギーが燃えやすくなり、太りにくい体をつくる**ことができます。

ただし注意点がひとつあります。冬の寒い朝に、急に外に出て運動すると、血管が収縮しやすくなります。心筋梗塞や脳梗塞が起こりやすくなるのです。あたたかい格好をして、じゅうぶんな準備体操でウォーミングアップしてから運動してください。

18

# 日野原重明先生も実践。大腿四頭筋を鍛えると長寿になる

## 両手の親指と人さし指でふくらはぎを握れたら危険

毎日簡単にでき、どんな高齢の方にも有効な、若返りを促す特別な運動があります。大腿四頭筋のトレーニングです。

1日15分でできるため、抗酸化の効果もあります。また、高齢になると陥りやすい「ロコモティブ・シンドローム（通称ロコモ）」を予防することもできます。

歳をとると、筋肉量が落ち、筋肉自体が萎縮していきます。だいたい40歳をすぎたころから萎縮がはじまり、**1年間で5％以上筋肉量が減ってくる**「筋肉減少症（サルコペニア）」という現象が起こります。

あなたが筋肉減少症になっていないか、簡単にわかる方法があります。両手の親指と人さし指で輪をつくり、あなたのふくらはぎの一番太いところを握ってみてください。指と指がくっついてしまうと、筋肉減少症の疑いがあります。

筋肉減少症のはじまりの多くが大腿四頭筋の筋肉量低下です。

大腿四頭筋とは、両足の太ももの前面にある筋肉です。筋肉減少症がはじまると、まず太ももがやせていきます。足がほっそりするからいいように思われますが、**ほっそりするだけでなく、足が上がらなくなってしまう**のです。

足が上がらなくなると、小刻みにソロソロと歩くようになります。腰や背中はカーブし猫背になり、いわゆる老けた歩き方になっていくのです。

この歩き方は、大変バランスがわるいため、つまずきやすくなります。転倒から骨折をし、長期入院したりすれば、その間に足以外の筋力も落ちて最終的に寝たきりになってしまうことも……。

筋肉減少症にはじまり、こういうわるい連鎖が起こる現象を「ロコモティブ・シンドローム」と呼びます。

ロコモを避け、若々しく幸せな後年を送るためには、この大腿四頭筋の筋力アップが欠かせないのです。

## 椅子から立ち上がるだけで筋力は回復

大腿四頭筋を鍛えよう、といっても、私たちは基本的にナマケモノで、つらく激しい運動は苦手です。そこで、もっとも簡単で、習慣化しやすい方法を紹介します。ハーフスクワットとアクセル踏みです。

ハーフスクワットは、ただ椅子から立ち上がるだけです。椅子に軽く腰掛けます。そこからすっくと立ち上がる。これだけでOK。椅子から立つだけであれば、**腰にも負担がかかりにくいし、日常生活のなかで、いつでも取り組める**ので長つづきします。

あなたは1分間に、何回椅子から立ち上がることができるでしょう。1分間の記録をとってみましょう。測定したら、次はその回数を上回るように、毎日くり返し努力してください。

こんな単純な動きでも3週間つづけていると、確実に背筋がのびていき、見た目がかわります。背筋をピンとさせ、若々しい姿で歩けるようになります。

アクセル踏みはさらに簡単です。家の柱でも机の脚でもかまいません。車のアクセルを踏み込むように、思い切り踏みつけます。ジムに行けば、踏み込み運動のマシンもあります。

## なるべくはやく歩くと若返る

聖路加国際病院名誉院長の日野原重明先生は、100歳を超えても診察し、全国各地で講演し、著書を執筆されています。じつに精力的な活動をつづけています。日野原先生は休み時間、椅子の背もたれにつかまって腰を落とすスクワットをされています。

今回ご紹介したハーフスクワットとアクセル踏みは、**腰を落とすフルスクワットよりさらに簡単な動き**です。この程度なら毎日つづけられるでしょう。

まず、このふたつの運動からはじめてみましょう。

大腿四頭筋を鍛えると、ひざの関節痛も軽くなります。痛み止め薬と同等の効果があることがわかっています。

また、足が上がるようになると、歩く速度もはやまります。1分間に歩く速度で寿命が推定できるという論文もあるほど、歩行速度と若々しさとには深い関係があります。日野原先生は通勤のとき、駅から病院までのあいだ、早歩きで何人の人を追い越せるか、毎日チャレンジしていたとお話しされています。

適度な運動はアンチエイジングに欠かせませんが、大腿四頭筋のトレーニングをおこなえば、骨折や寝たきりをさけることができます。

## 若返りにはダンベルを上げるよりボクシングを

まだ余力のある人は、「なるべくはやく動く運動」をとり入れてみてください。重いダンベルを上げたりする〝レジスタンス運動〟と、**軽い負荷ではやく手足を動かす運動**は、筋肉をつける意味では、同等の効果があることがわかりました。高齢者では、すばやく動くために必要な「速筋」から萎縮していきます。前述の大腿四頭筋も速筋の要素が多いのです。

ウンウン重いものを持ち上げるより、空手やボクシングなど、はやく全身を動かす運動をすることが、アンチエイジングに有効なのです。

こうした運動を通じて、ただ寿命をのばすだけでなく、**その先の人生を、より元気に活動的にすごすレジリエンス**がつくのです。

# 19 腹八分目と有酸素運動で、寿命を決める「テロメア」がのばせる

## テロメアが短くなりすぎると老化が進む

人間の寿命を決める大きな要素に「遺伝子の問題」があります。なかでも染色体の先端にあるテロメアは、老化の鍵を握っていると考えられています。

私たちの細胞には核があり、そのなかには遺伝情報をつかさどる遺伝子の本体「DNA」を収容するXの形をしたタンパク質があります。このタンパク質を染色体といいます。

テロメアは染色体のXの形の両端4か所にあり、**直接遺伝には関与しませんが染色体自体を保護する役割**を担っています。細胞はつねに分裂し、新しい細胞をつくり出

し、古い細胞と置き換わりながら新陳代謝をくり返します。細胞分裂ができなくなると、新陳代謝がおこなわれず、細胞が死に老化が進みます。

テロメアは、「細胞分裂の切符」とも呼ばれ、分裂できる回数を決めているのです。細胞には「テロメレース」という酵素を持つものと持たないものがあります。多くの細胞はこの酵素を持ちません。酵素のない細胞は、分裂するたびに分裂前の細胞に比べてテロメアの長さが短くなります。テロメアが短くなりすぎるとそれ以上は分裂できなくなり、その細胞は死に至ります。二度と複製できなくなるため、細胞の絶対数は減っていきます。そうして**老化が進み、がんなどの病気の引き金**になります。

## まずタバコをやめ、運動を習慣化する

「テロメアが長いほど、寿命が長い」

この論文が2003年に医学誌「ランセット」に掲載されたことで、テロメアに一気に注目が集まりました。テロメアの長短が寿命を決めているというのです。

テロメアが長い人ほど、見た目が若々しく、顔のシワも少ないことがわかっていま

す。また、うつ状態やストレスが多い人はテロメアが短い傾向が多く、テロメアが短い人は、動脈硬化、心筋梗塞など心臓血管系の病気が多いのも特徴です。

病気や老化に対抗するためには、テロメアの長さを保つこと、さらにテロメアをよりのばしていくことが重要です。

遺伝子は生まれついてのもので、テロメアの長さも最初から決まっています。長命の家系に生まれた人は、おそらく長いテロメアを持っているはずです。

ただ、短いテロメアを持って生まれたからといって、その後テロメアの長さを調整できないわけではありません。

細胞は新陳代謝をくり返しています。オリジナルの細胞のテロメアは分裂によって短くなっていっても、分裂して生まれた新しい細胞は元の長さのテロメアを持っています。

新しい**テロメアを長くできるか、短くしてしまうかはあなた次第**です。

たとえばテロメアを長くする酵素・テロメレースは、喫煙すると活性が低下し、運動すると活性が上昇することがわかっています。

同じ遺伝子を持って生まれたとしても、その後の環境や生活習慣によって体の状態は大きくかわります。よい環境でよい生活を送れば、細胞の状態を改善して、テロメアの長さを保ったり、のばしていくことができるのです。

## コレステロール値を下げる「リピトール」でテロメアが長くなる

最近わかってきた、テロメアをのばすための健康法をいくつか紹介しましょう。

まずエネルギー制限です。毎日の摂取エネルギー量を70%におさえると、テロメアの短縮を防ぐことができます。

テロメアにとっては、その7割のエネルギー量がちょうどいいのです。よく腹八分目といわれますが、**ちょっと足りないかなと思う程度の食事にしたほうが、寿命をのばす**ことができます。

栄養のとりすぎは、テロメアにとってもよくありません。高コレステロールも、テロメアの長さに関係していることがわかってきました。「リピトール」という、コレステロール値を下げるスタチン系の薬剤を服用すると、テロメアの長さが長くなるのです。

また、酸化ストレスをおさえる15〜100分の有酸素運動も有効です。適度な運動によって、**テロメレースというテロメアを長くする酵素を活性化させる**ことができます。

## ブロッコリーを食べて葉酸不足を補う

栄養過多は厳禁ですが、テロメアを守り、のばすための栄養素は積極的にとりたいものです。

赤ワインに含まれるポリフェノールの一種「レスベラトロール」は、テロメアを保護することがわかってきています。また、青背の魚の油であるEPA（エイコサペンタエン酸）にも、テロメアを長くする効果があります。EPAは、血液中の脂肪分をとり除いたり、炎症やがん細胞の増殖をおさえたりと、さまざまな効果のある栄養素です。

ほかにも、テロメアをのばす効果のある栄養素があります。それは葉酸です。

葉酸が不足すると、有害な老化物質ホモシステインが増加し、酸化ストレスが生じ、体が錆びついてしまいます。これだけでも老化は進みますが、さらにテロメアまで短くなることがわかっています。

葉酸はほかにも血液、細胞、神経などに欠かせないビタミンで、とくに妊婦さんに必要な栄養素として知られています。また、**貧血や骨粗しょう症の改善、胃炎にも効果**があります。

日常生活ではとりにくい栄養素なので、世界60か国では、パンや穀物に葉酸を添加するよう法律で定められています。しかし日本では施行されていないため、「葉酸欠乏」が心配されています。

葉酸は、サプリメントで手軽にとることができます。また食べものでは、ブロッコリーに豊富に含まれています。日ごろから忘れずにとっておくといいでしょう。

# 20 プチ断食で長寿遺伝子を活性化させる

## ドイツのクリスマスはアンチエイジングに効果的

ドイツには、クリスマスに4週間断食する「アドヴェント」という習慣があります。クリスマスというと日本では、イルミネーションのなか、恋人や家族と楽しそうに街を歩き、素敵なディナータイムをすごす、と思っている人が多いでしょう。

本来クリスマスは、キリストが誕生した厳粛な日です。現在のサンタクロースは「聖ニコラウス」伝説が転じたもの。聖ニコラウスは、ミラ（現在のトルコ）の司教で、**私財をなげうって貧しい民衆を救った聖人**です。

伝説では聖ニコラウスが、3人の娘を嫁がせるだけの稼ぎのない父親の家に出向き、金塊を3つ投げ込んだところ、それが娘たちの靴に入ったとか。サンタクロースのプレゼントが靴下に入れられるのは、この伝説に基づいたものなのです。

聖ニコラウス祭は、12月6日に祝われていたのですが、歴史を経て伝承が変化し、キリストの誕生日であるクリスマスの日にサンタクロースの姿でプレゼントを配る文化ができ上がりました。

私財をなげうって貧しい民衆を救う伝説にならって、ドイツでは「アドヴェント」のあいだ罪を悔い、断食をおこない、キリストの降臨を待ちます。

じつはこの**断食が、長寿につながる**ことがわかっています。

## 栄養を断つとDNAの傷が治り、細胞死が減る

食事からとるエネルギーを7割にすると、テロメアをのばすことができますが、一定期間食事を断つと、さらに「長寿遺伝子（サーチュイン遺伝子）」が活性化するのです。

長寿遺伝子とは、細胞の修復に関わる遺伝子です。断食するとマイトファジーとい

う機構が働き、傷ついた細胞のなかのミトコンドリアが分解され、新しくなります。新陳代謝が活発になるのです。これによって、テロメアも保護されます。

栄養を断つことで、体のエネルギーをつくるミトコンドリアを増やしたり、体の錆のもとになる酸化ストレスを減らし、DNA(遺伝子)の傷を修復できます。細胞にあらかじめプログラミングされている死(アポトーシス)も、減るのです。

## 脳のアルファ波を増やし、精神的なダメージまで軽減

断食は胃腸がわるい人、とくに内視鏡検査などでは異常がないのに胃痛があったりもたれたりする「機能性ディスペプシア」の患者さんにも、効果があります。

断食すると食べものから糖や脂肪をとれなくなるため、脳のエネルギー源であるグリコーゲンが足りなくなります。すると**脳は、蓄積している脂肪から分解したケトン体を利用して、活動する**ようになります。

ケトン体は、神経の異常な興奮をおさえる役割を果たします。聖書に「てんかんを治すためには祈るか、断食するしかない」と書かれているのですが、これはじつに理

にかなっているのです。

断食によって、ケトン体が増え、これが脳のアルファ波を増やし、不安や緊張を覚えたときに出るベータ波が減ります。そのため、精神的な問題による胃腸の不快な症状も、軽減されるのです。

## 絶食すると目の乾きも治る

脳の変化によって、自律神経の働きも改善します。末梢《まっしょう》の臓器にもいい影響を与えることがわかっています。

健康のためにおこなう断食を、ファスティング（絶食）といいます。東北大学には絶食療法の実績があり、10日間の絶食のあと、5日かけて元の食生活に戻していく入院治療がおこなわれています。この治療は健康保険も適用されるほどです。

最近ではファスティングによって、目にもよい効果があらわれることがわかっています。網膜細胞が活性化し、網膜の状態がよくなるのです。また、エネルギー制限をすることによって、**目の乾きで苦しむドライアイの患者さんの涙の分泌量が増えるこ**

ともわかっています。

いつも腹八分目、エネルギーを少なめにしておくほうが、体がきれいになるのでしょう。

クリスマスは、忘年会やらパーティーが重なる飽食の時期です。浮かれている街に背を向けて、プチ断食で胃を休め、自らを省みながら平和を祈る。すると**神様が、長寿という命のごほうびをくださる**のです。ドイツ風のクリスマスのすごし方を、少し真似てみるのもいいのではないでしょうか。

# 21

# タマネギを食べるとやる気ホルモンが増える

## なぜ娘は父親を嫌うのか？

20代の女性に「なぜ自分の父親が好きになれないか」を聞いたアンケートがあります。一番多かった答えはこれです。

「いつもイライラしているから」

怒りっぽかったり、**不機嫌だったり、他人に当たったりする**態度によって、娘は父親から離れていくわけです。

娘は、よく父親を観察しているものです。

感心はしますが、これは良好な父娘関係、家族関係をつくるうえでとても残念なことだと思います。

なぜ、歳をとってくると男はイライラしてくるのでしょう。

それはテストステロンという男性ホルモンの問題です。テストステロンは男性の睾《こう》丸《がん》から分泌されている男性ホルモンで、**筋力の維持や活動性、性欲**などをつかさどります。

20代にもっとも分泌され、その後加齢とともにゆるやかに減っていくホルモンなのです。このホルモンが減少すると、イライラ、うつ、性機能の低下（少子化問題）、メタボリック症候群などが起こります。

## テストステロン値が低いと長生きできない

これらはＬＯＨ症候群（加齢男性性腺機能低下症候群）とも呼ばれ、加齢に伴う症候群のひとつです。

じつはストレスはテストステロンの分泌量を減らします。テストステロンが平均以下に減少すると、集中力が減り、イライラします。それだけでなく、①性機能の低下

②うつ病　③睡眠の質の低下　④筋力低下　⑤内臓脂肪の増加　⑥皮膚の老化　⑦骨粗しょう症、にもつながるのです。

意欲の減退から動悸、息切れ、勃起障害、精神疾患、生活習慣病とありとあらゆる疾患や障害が起こります。この潜在患者数は、およそ２４０万人もいるといわれ、低テストステロンの人は、約５２０万人とも推定されています。

さらに重要なことは、テストステロンのレベルは生存率とも関係があるということです。テストステロン値が低いと、心臓病や糖尿病、メタボが増え、生存率が低い、つまり長生きできないのです。また最近では、**テストステロン値が低い人は、アルツハイマー型認知症になりやすい**ことも判明しました。

最近どうもおかしいな、前述の７つの症状が当てはまる、という人は、病院に行って「テストステロン値」をはかってみてください。

## 補中益気湯、グローミンでテストステロンを増やす

テストステロンを増やす方法には、補中益気湯《ほちゅうえっきとう》などの漢方薬を使う方法もあります。

またバイアグラなどのPDE5阻害薬を半年間服用すると、テストステロンが増えます。

適度な睡眠・軽い筋トレ・アルコールの制限も有効です。

LOH症候群の人は、医師に相談すると「グローミン」というテストステロンの軟《なん》膏《こう》を処方してもらえます。これを陰のうやアゴにぬるとテストステロンが増えます。

## タマネギには、抗メタボ、抗動脈硬化、放射線防御効果まである

テストステロンの分泌を高める食べものがあります。その代表がタマネギです。タマネギ、ニンニク、ニラ、行者ニンニク、ネギ、ラッキョウ、ノビル、エシャロットなどの**ユリ科ネギ属の植物**は、昔から「精のつく食べもの」といわれてきました。とくにタマネギは科学的な検証もおこなわれており、食べると男女ともにテストステロンを増やすことがわかっています。

タマネギに含まれる「含硫アミノ酸」が、テストステロンを増やしてくれるのです。

老化がはやく進むように操作された「老化促進モデルマウス（SAMP1）」に濃縮

したタマネギ水をのませると、血中総テストステロン値が高くなることが確認されています。

ほかにも、タマネギにはさまざまな効果があります。交感神経を興奮させ、ノルアドレナリンを分泌させ、体脂肪を燃焼する効果があるため、**体温を上げ、体重を落としてくれる抗メタボ作用がある**のです。また、抗血小板凝集作用があり、血液がサラサラになり動脈硬化も予防してくれます。

あまり知られていないのですが、タマネギ、ニンニクには抗酸化作用があり、放射線防御効果もあります。福島原発事故で放射線問題に立ち向かっているわれわれ日本人にとって、味方になってくれる食べもののひとつです。

## 生ニンニクはテストステロン値を低下させるので要注意

タマネギはこれほどいい効果がたくさんあるのですが、食べ方には注意が必要です。このタマネギに含まれ、テストステロンを増やしてくれる含硫アミノ酸は、放置するとどんどん壊れて減ってしまいます。

タマネギをカットする前に加熱し、含硫アミノ酸を壊す酵素を先に不活性化しておくのです。タマネギはむいたらまず丸ごと電子レンジで加熱します。これで含硫アミノ酸を壊してしまう酵素が不活性化します。それから切って調理すると含硫アミノ酸が長持ちし「テストステロンを増やすタマネギ」ができ上がるのです。

これはタマネギだけでなく、ニラやニンニクにも応用ができます。これらは先に加熱することで、特有のにおいが少なくなりますから一石二鳥です。

注意しなくてはいけないのは、**ニンニクを生で食べると、テストステロンの値がかえって下がってしまう**ことです。ニンニクは熱を加えてから食べてください。

レンジでチンしたタマネギをとって、生涯現役を目指しましょう。

22

# 男性ホルモンを高めたいならきついパンツをはいてはいけない

## 画家、音楽家、政治家はテストステロンの値が高い

徳川家康は、66歳で16人目の子どもをつくっています。画家ピカソも、恋多き男性で、62歳のとき40歳近く年下の女性と同棲し、子どもをもうけています。非常に男性ホルモンのテストステロン値が高かったのでしょう。

テストステロン値が高い職業は、アーティスト、画家、音楽家、政治家です。対照的なのが**医者**、**弁護士**、**教師**、**牧師**、**公務員**です。これらの職業の人たちは、信用が大切であり、「きちんとしていないといけない」ということを強制されます。社会的な監視の目を、意識せざるをえないのでしょう。

ストレスによって、男性ホルモンは減少します。

ストレスによって減少するホルモンには、テストステロン以外に、DHEA-S（デヒドロエピアンドロステロンサルフェイト）というホルモンがあります。このホルモンの量は、とくに男性の寿命と深く関連していることがわかっています。

このDHEA-Sが少ない人ほど、短命であることがわかっているのです。

DHEA-Sやテストステロンの値は、血液検査で簡単に調べることができます。心配な人はぜひ検査を受けておくといいでしょう。

## セックスは「Goodエクササイズ」

もし数値が低いときは、ぜひ、**人生を見つめなおすことをおすすめ**します。

具体的には、趣味を持つ。好きなことをする。家にとじこもっていないで、セミナーに出たり習い事をして自分を高め、適度な運動と食事を心がけてみましょう。

それから、人を愛することでもテストステロンは増やせます。セックスでテストステロンは維持できます。最新の研究で、セックスは「Goodエクササイズ」と考えられています。1回のセックスで85キロカロリー（3・5キロカロリー／分）消費し、30分のトレッドミルの運動に相当することが科学誌「プロスワン」で報告されています。

## パソコンをひざの上に置くと精子の数が減る

ストレス以外に注意すべき点は「きついパンツをはかないこと」。男性の場合、テストステロンは睾丸でつくられています（女性は卵巣です）。きついパンツをはくと、睾丸がしめつけられて精子がつくられにくくなります。

最近よく見受けられるのは、パソコンをひざの上に置いて作業をする姿。これはひざや股間がパソコンの熱で温まってしまい、睾丸で精子がつくられにくくなるため要注意です。パソコンを太ももの上で使っていると、精子が減ってしまいます。冷たい環境でないと精子はつくられないのです。

また**子どもが欲しいなら、長時間自転車に乗らないほうが賢明**です。硬くて狭い自転車のサドルに長時間座っていると、やはり睾丸が圧迫されて精子の数が減ってしまうので注意が必要です。

# 23 赤い色を身につけ、強いチーム、勝ち馬を応援する

## テストステロンは勝ち負けに反応する

男性ホルモンのテストステロンは、長生きのために大事なホルモンです。男性ホルモンではありますが、女性にも存在します。

男女問わず、**テストステロンを効果的に出す**ための方法があります。強いチームを応援すること。スポーツ観戦でもなんでも、折に触れて強いチームを応援するといいのです。

スポーツではありませんが、アメリカの大統領選挙において、オバマ候補とマッケイン候補との戦いがマスコミで報じられました。オバマ候補が圧倒的に優勢となり、

勝利が決定的になったときからマッケイン候補の陣営のテストステロン値が急速に下がってきたことがわかっています（Stanton SJ et al. PLoS One. 2009.）。テストステロンは勝ち馬に反応するのです。

## 赤いスポーツカーを見ると闘争心が増す

私の曽祖母は93歳まで長生きした明治女でした。病気ひとつせずに一生をすごし、ひこ孫の私をとてもかわいがってしつけてくれた「アンチエイジング女性」でした。彼女の楽しみは、夕方にテレビで放映されるジャイアント馬場のプロレスの試合。ジャイアント馬場がテレビに出てくると、大きな声で「馬場！」と声を上げて応援していました。

このパワーこそ、テストステロンの真骨頂です。

曽祖母は、**テストステロンの高い女性**だったのでしょう。いわゆる「男まさり」の典型でした。

強いチームが勝つ、それを応援することでテストステロンを増やす以外にも、ユニークな方法があります。

赤いものを見るのです。テストステロンは赤いものを見ると増えることがわかっています。

ヨーロッパを制したナポレオン。彼のマントは真っ赤です。昔から還暦を迎える方に贈られるちゃんちゃんこも赤です。

当時はまだ、**赤いものでテストステロンが増える**という、科学的な証明はされていなかったでしょうが、強さや若々しさ、闘争心をあらわすことは、共通認識だったのでしょう。赤いちゃんちゃんこにも、老いずに若々しくいてほしいという期待があらわれているのです。

赤いスポーツカーを見ると、テストステロンが増えるという報告もあります。たとえば赤いものを机の上に置いておき、ことあるごとに眺めたり、勝負事のときに活用する、こういう習慣も長生きには効果的です。

## 強い横綱、デイトレーダーの共通点とは？

テストステロン値が高い人ほど、出世する傾向にあります。テストステロン値が高い人ほど相撲では番付が高いし、デイトレーダーでは高収入であることがわかっています。

ほかにも、**テストステロン値が高い男性は薬指が長い**のですが、米国の研究では薬指が人差し指より長い人には次のような傾向が見られます。

女性に好かれる、子どもが多い、サッカーや陸上競技で運動能力が高い、陰茎が大きい（Asian J Androl. 2011 Sep; 13 (5) : 710–4.）ことがわかっています。

しかし最近の若者には、あまり勝負を好まない草食系の男性が多い。現代の学校や社会には適正な競争が不足していると思います。

学校の運動会でも順番をつけたくないので、手をつないでゴールするところがあるそうです。昔は私の通った高校では試験の結果も、順位が1～50番の成績優秀者は廊下に名前が貼り出されたものです。

人間は、自分の得意なことをできるだけはやいうちに見つけて、それを磨くと人生が充実すると思っています。無競争の状態では、自分が他人と比べて何が劣っているのかわかりません。

私は、学生のころから走りは遅かったのですが、昔から本を読んだり、物を書くのが好きでした。だからこうやって医師をしながら本を書いています。

負けることは、わるいことばかりではありません。負けを認めることで、努力のしがいもわかるし、いろいろな方向を模索もします。また、別の**自分のいろいろな側面を、発見する糸口にもなる**のです。

このような健全な競争から、健康が手に入ります。

男らしい男が競争するのではなく、健全な競争をするから男らしくなる。負けをこわがらず、挑戦して競争してみる。自分の体裁や勝ち負けにこだわらず、大いなるもののためにひと肌脱いでみる。そんな考え方も、若さとレジリエンスを保つには大切なのです。

# 2章

# 突然死を予防する血管ケア習慣術

# 24 ブッシュ前大統領の耳からわかる心筋梗塞のリスク

## 血管の病気には前触れがない

「心筋梗塞」は、突然死に至る重大な病気です。なんの前触れもなく急に命が終わってしまったら……あなただけでなく残される家族も困ってしまうでしょう。元気で長生きするなら、最後まで幸せに生ききりたいものです。

突然死を招く病気の多くは、血管に障害が起こる血管病です。

心筋梗塞は、**心臓の冠動脈という血管が詰まってしまう病気**ですが、発症するまでなかなか自覚できません。痛みやこわばりを感じられれば、病気だとわかります。でも、血管に起こる病気の多くでは、血管の内部で症状がないまま血管が細くなっていきます。そのため前触れを感じにくいのです。

痛みなどの前触れはなくても、異常は血液に関する数値にあらわれます。

肥満や喫煙などわるい生活習慣が重なると、**血液中のコレステロールや中性脂肪などの脂質、血糖の数値、また血圧値が悪化**していきます。徐々に血管が硬くもろくなり、血液がドロドロになっていくのです。放っておくと突然、狭心症や心筋梗塞、脳梗塞などの重大な病気が起こってしまいます。

## 心筋梗塞の48％に耳たぶに横一線の切れ目「フランク徴候」が見られる

突然死を避けたかったら、定期的に血液検査を受けて、自分がどのくらい血管病のリスクがあるのか把握しておかなければなりません。

ただ、その前に自分が血管病になりやすいかどうかを知る方法があります。私は、患者さんが診察室に入ってくるとき、目を見て挨拶する前に「耳」を見ます。耳に心筋梗塞のサインが隠れているからです。

最近、「ニューイングランド・ジャーナル・オブ・メディシン」という世界的に権威のある医学誌に、耳が示す病気のサインの信用性について、大規模な統計が発表されました。耳たぶに横一線で切れ目のようなシワがあると、**心筋梗塞や脳梗塞などの重大な血管の病気にかかりやすい**ことがわかってきたのです。

このシワをフランク徴候といいます。

耳たぶのサインの感度（心筋梗塞になった人のなかで、耳のサインがある人の割合）は48％、特異度（心筋梗塞がない人のなかで、この耳のサインがない人の割合）は88％と高い数字です。

じつはこのサインがある人物で有名なのが、ジョージ・W・ブッシュ前米国大統領です。

医学界のブッシュ前米国大統領への関心は、政治より、むしろ心筋梗塞や脳梗塞にならないかどうかに集まっています。

もしフランク徴候が見られたら、血管病に要注意です。血液検査は欠かさずに受け

［フランク徴候］

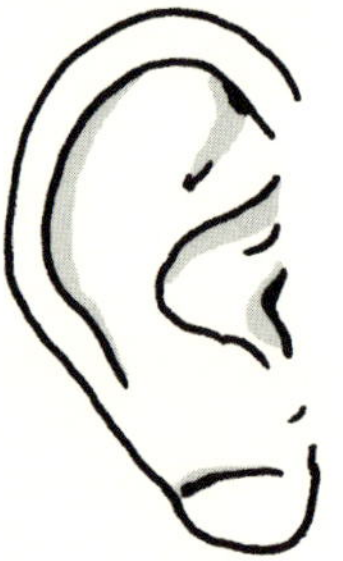

耳たぶに走る切れ目のようなシワ。冠動脈疾患の予測因子となる。

るようにしてください。自分の耳だけでなく、あなたの家族や友人の耳も注意深く見てみましょう。

耳を見る、これだけのことで**かけがえのない人の命を守れる**かもしれないのですから。愛するということは、しっかり見つめてあげることからはじまるのです。

# 25 歯周病を放置すると心臓や脳の病気になる

## 歯を清潔に保つと長生きする

日本には親孝行という美徳があります。親の愛情に報い、**愛してくれた恩を忘れるな**という美しい心。こうした日本人の誇るべき心情が失われつつあります。

そこで私が提案したいのが「成人したら親の入れ歯を洗いなさい」ということです。曽祖母が寝たきりになったとき、約半年間、私は親兄弟とともに曽祖母の介護をしました。私は当時中学生でしたが、親と一緒に曽祖母の床ずれをさすり、入れ歯を洗いました。

歯を清潔に保つことは、長生きにつながります。

現在、日本人の死因の第1位はがん、第2位は心臓病、第3位が肺炎、第4位が脳血管障害、そして第5位は不慮の事故。

第3位と第5位が口のなかに直接関係しています。

まず肺炎は、口のなかが不潔だと起こりやすくなります。口腔《こうくう》内の細菌が肺のなかで炎症を起こし、肺炎を引き起こすのです。肺炎が3大死因に入ったのは、高齢化が進んだためです。

また、不慮の事故では、もっとも多いのが窒息死です。高齢者の誤嚥《ごえん》は窒息につながります。これは交通事故の死者の数より多いと考えられます。口のなかで生じる不慮の事故が、死因の大きなひとつになっています。

## 歯周病は手のひら大の傷を負うのと同じくらい危険

口の健康を保つことは、じつは全身の健康につながるということがわかってきています。歯周病がある人は、**血管が硬く破れやすく、血液がドロドロで詰まりやすい**という特徴があります。

血管が詰まれば、心筋梗塞や脳梗塞といった重大な病気になり、最悪の場合死に至ります。

逆に、歯周病を治すと、これらが予防できます。また、糖尿病が改善したり、コレステロール値が下がる傾向があります。歯周病があると、歯肉と歯とのあいだにポケットのような隙間ができます。このポケット、ひとつは小さいのですが、すべての歯にできていると合計面積はなんと手のひらくらいの大きさになるのです。

手のひら大の炎症がつねにあるとなると、全身に大きな影響が出るのもイメージできるでしょう。

炎症を起こしている場所では、歯周病菌と白血球とのあいだで戦いがおこなわれています。白血球からは、**サイトカインというタンパク質をやっつけるための物質**が、まるでミサイルのように大量に分泌されます。

ところが、このサイトカインミサイルが血液の流れにのってしまい、全身をかけまわると、全身の血管を慢性的に攻撃することになり、つねに炎症が起こった状態になるのです。血管は傷つき、硬くなります。自覚のないままに、炎症が全身の血管に悪影響を与えてしまいます。

## 11歳までは入れ歯に触ってはいけない

親孝行として、子どもは成人したら、親の入れ歯を洗ってあげましょう。口のなかを清潔にし、炎症をとり除くことで長生きができるからです。寝たきりの患者さんの多くは、肺炎で亡くなります。口腔内の洗浄（口腔ケア）によって、誤嚥性の肺炎を防ぐ効果もあります。

成人したら、とただし書きをしたのは、まだ**中学生にもなっていないようなお子さんはやめたほうがいい**からです。

なぜなら11歳未満ではピロリ菌もうつる可能性があるためです。これは私が子どもだったころは、まだわかっていなかった事実です。ピロリ菌とは胃炎の原因となる細菌で、正式にはヘリコバクター・ピロリ菌といいます。ピロリ菌に感染すると100％慢性胃炎を起こします。

慢性胃炎はじつはとても恐ろしい病気です。4章で詳しく述べますが、胃炎を放置すると、全身の病気、ひいてはがんの引き金にもなります。

胃炎は多くは5歳未満、遅くとも11歳くらいからはじまります。

そして、ピロリ菌は多くは5歳未満、遅くとも11歳くらいまでに唾液などを通じて感染します。小児では免疫力がじゅうぶんに発達していないうえに、胃酸を出す細胞が未熟です。ピロリ菌が体内に侵入しても、胃酸でピロリ菌を倒すことができません。

成人になれば、胃酸がじゅうぶんに出ます。たとえばキスをして他人のピロリ菌が侵入しても、**食道を通過するあいだに胃酸でピロリ菌を殺菌**できるのです。

## 介護職の人はピロリ菌の検査が必要

ただ、特殊な職業の人は成人になってからも注意が必要です。

日本ヘリコバクター学会（ピロリ菌の研究や診療を中心とする学会）で発表されたデータです。あるリハビリテーション施設では、最初はピロリ菌に感染していなかった職員も、4～5年勤めているうちに感染してしまうことがわかったのです。これによると、就労から2年未満では5％であったピロリ菌感染者が、2～4年未満、4～6年未満、6年以上勤務している者は、それぞれ、12％、18％、29％と就労期間が長期になるにしたがって、ピロリ菌感染率が上昇することが確認されました。

とくに、言語聴覚士の人たちの感染率は高めでした。彼らは高齢者の口のなかに指を入れて脳梗塞後の患者さんの飲み込みの機能を見ます。この過程で、ピロリ菌をもらう可能性が高いのでしょう。

成人感染はまれですが、介護職、リハビリテーションの職員など、高齢者と濃密な接触を持つ職業の人、**家庭で介護をする家族**などは、とくにピロリ菌の感染には注意し、数年に1回は病院で感染の有無をチェックしましょう。

もちろん親の入れ歯を洗うときには手袋をしてマスクをし、終わったら入念に手を洗ってくださいね。

## 26

# アンチエイジングの近道は胃を整えること

### 慢性胃炎から心筋梗塞が起こる

私はアンチエイジングとともに、消化器も専門とする医師です。胃を整えることが、健康とアンチエイジングの第一歩だと確信しています。慢性胃炎が、あらゆる病気、老化の原因をつくるのです。突然死につながる心筋梗塞や、重大な後遺症を残す脳梗塞も例外ではありません。

つねに**胃に炎症があると、最終的に全身の血管にダメージ**を与えてしまいます。

まず、炎症が起こっている胃の粘膜を修復しようとして白血球が集まってきます。やがて、サイトカインと呼ばれる生理活性物質が分泌されます。サイトカインには細菌やウイルスなどを攻撃する働きがあるのですが、同時に自分の体にもダメージを与えます。

サイトカインは、血液にのって体じゅうに広がっていきます。そして、次々と全身の血管を傷つけてしまうのです。サイトカインが広がることで血管が傷つくと、動脈硬化や心筋梗塞、脳梗塞などが起こりやすくなります。

## ホモシステインが全身の血管をボロボロにする

慢性胃炎の原因はピロリ菌です。ピロリ菌がいて慢性胃炎があると、サイトカインと並んで、もうひとつ体にわるさをする物質も増えてしまいます。ホモシステインという老化物質で、必須アミノ酸（メチオニン）の代謝産物です。活性酸素を増やし、体を酸化させ、老化を引き起こしたり、**長寿の鍵を握る遺伝子であるテロメアを短縮させてしまう悪玉物質**です。

ホモシステインが体内でうまく代謝・解毒されずに蓄積されていくと、体を錆びつかせる「活性酸素」を活性化させてしまいます。活性酸素が体内で暴れると、全身の血管が硬くなり老化し、動脈硬化を起こすのです。

## ビタミン$B_{12}$と葉酸は欠乏すると、さらなる動脈硬化を招く

本来、ホモシステインは肝臓で代謝されて解毒されます。スムーズに解毒されるためには、ビタミン$B_{12}$と葉酸の働きが不可欠です。この2つのビタミンの助けをかりて、ホモシステインはメチオニンとシステインに分解され、体に有用なものに置き換わります。

しかし、ピロリ菌に感染した慢性胃炎の患者さんでは、ビタミン$B_{12}$と葉酸が不足しがちなのです。ビタミン$B_{12}$は、胃の壁細胞という細胞から出る「内因子」と結合することではじめて小腸で吸収されます。慢性胃炎の患者さんの胃は、胃粘膜が萎縮しているため、壁細胞が壊れているのです。壁細胞が壊れると、内因子が不足し、ビタミン$B_{12}$が小腸から吸収されにくくなってしまいます。

葉酸も同様です。葉酸は、もともと体内にごく少量しか蓄えることができません。葉酸を含む食品をとらない人、また**葉酸の吸収や代謝を妨げるアルコール**をたくさん

飲む人、妊婦さんや授乳中の人などは欠乏気味になります。さらに慢性胃炎が進むと、葉酸の吸収がわるくなるのです。

こうしてビタミン$B_{12}$や葉酸が欠乏することで、体を錆びやすくするホモシステインが分解されず、活性酸素が増え、結果として動脈硬化を引き起こすことになります。

慢性胃炎があるなら、将来の突然死を防ぐためにも、まず胃炎からしっかり治療をはじめましょう。胃炎が改善すると、ビタミン$B_{12}$や葉酸の吸収が回復します。そしてホモシステインを減らしていくためにも、ビタミン$B_{12}$と葉酸をサプリメントや食べものから補うようにしてください。

そのためにも、ピロリ菌に感染している人はすぐに除菌しましょう。除菌することで、一時的に**わずかに腸内環境が乱れて下痢することもあります**が、すぐに回復します。除菌後に酸分泌が回復することで、逆流性食道炎が生じることもありますが、ほとんどは軽症です。除菌をためらう理由にはならないことが、RCT試験で確認されています。

健康は、胃を整えることからはじまるのです。

## 27

# 緑茶が肺がんから日本人を救う

### 赤ワインのポリフェノールが血管の病気を予防

「フレンチ・パラドックス」という言葉があります。パラドックスとは逆説のことです。じつはフランス人は、フランス料理に代表されるような高カロリーの食事をしているにもかかわらず、それらが原因で起こる、狭心症や心筋梗塞などの心血管病での死亡率が低いのです。

高カロリー食をとっているのに、それが原因で起こるといわれる血管の病気が少ない。フランスの逆説は、**フランス人が赤ワインを好んで飲むため**だと推測されています。赤ワインにはレスベラトロールという抗酸化力が強いポリフェノールが含まれていて、血管の病気を防いでいるのです。

## お茶を飲むと中性脂肪が減り、コレステロールの悪玉化を止められる

日本にも「ジャパニーズ・パラドックス」といわれる逆説があります。諸外国に比べてタバコを吸う人がはるかに多いのに、肺がんになる人の割合が少なかったのです。理由は、**日本人が緑茶を好んで飲むため**といわれています。

緑茶に含まれる茶カテキンという物質があり、抗酸化作用をはじめとしてさまざまな健康効果があります。食事中に緑茶を飲む習慣があると、食後の中性脂肪値が下がります。

中性脂肪がなぜわるいのか、あまり知られていません。じつは中性脂肪は悪玉コレステロールを小型化して、超悪玉コレステロール（small dence LDL; sdLDL）をつくり出す働きがあるのです。

コレステロールには善玉と悪玉の2種類があります。悪玉と呼ばれるのはＬＤＬコレステロールで、増えすぎると血管の内側の壁にたまり、血管をボロボロにする動脈

硬化を引き起こします。中性脂肪は、このLDLコレステロールのサイズを小さくする働きがあります。LDLコレステロールが小型化すると、血管の壁の内側に入り込みやすくなり、さらに動脈硬化を進めてしまうのです。

茶カテキンを多く含む緑茶は、中性脂肪を減らすことでこの働きをおさえてくれます。

## カテキンがおならのくささをとり除く

緑茶には、ほかにもすばらしいパワーがあります。緑茶をビタミンCと一緒にとることで、乾燥肌による皮膚のかゆみをやわらげてくれます。また、便やおならのくささを軽減してくれます。腸内で**悪臭代謝物を、減らしてくれる**のです。

茶カテキンには、がんをおさえる効果があることは、アメリカ国立がん研究所の発表している「デザイナーフーズ・ピラミッド（がんをおさえる食品をピラミッド形に並べたもの）」にもあげられています（197頁参照）。

# 28 心臓病のリスクを下げる地中海食の秘密

## 大さじ4杯のオリーブオイルと毎日のナッツが効く

脳梗塞、心筋梗塞など血管の病気は、血液中に脂肪やコレステロールが増えると起こりやすくなります。血管が硬く細くなる動脈硬化が起こり、さらにそこにドロドロの血液が流れることで最終的に血管詰まりを起こします。

あなたのまわりにも、**血液をサラサラにする薬をのんでいる人**がいるでしょう。血液サラサラの薬は大きく分けて2種類あります。

まず「抗血小板薬」です。血液を固める血小板という血球をおさえて、サラサラにします。抗血小板薬には、バイアスピリン、チャイルドバファリンなどがあります。

もうひとつは「抗凝固薬」です。こちらは抗血小板薬よりもより強力な薬です。心房細動などの不整脈があると、心臓のなかで血液がよどみ、血の塊（血栓）をつくってしまうことがあります。

血栓が脳に流れて、脳の血管に詰まってしまうと脳梗塞を起こし体が麻痺《まひ》したり、寝たきりになったりしてしまいます。抗凝固薬はこの血栓を溶かす働きがあり、**ワーファリンやエリキュースなど**がそれにあたります。

じつは抗血小板薬と似た効果を持つ食べものがあります。オリーブオイルとナッツです。権威ある医学誌「ニューイングランド・ジャーナル・オブ・メディシン」に掲載された7447人を対象にした大規模統計試験によると、オリーブオイルを1日大さじ4杯とナッツ30グラム（15グラムのクルミと7・5グラムのヘーゼルナッツ、7・5グラムのアーモンド）を毎日とると30％も心筋梗塞を減らすことがわかっています。

それに対し、抗血小板薬は10％です。つまりオリーブオイルとナッツは、抗血小板薬よりも心筋梗塞を減らす効果が高いのです。この論文は強いインパクトがあり、2013年にオンラインで世界中で読まれた論文の第2位に選ばれました。

オリーブオイルをたくさん使うのが地中海料理です。フルーツ、シリアル、野菜、魚介類、ナッツ、ワイン……これらは血管の病気予防には最適の食材です。

欧米人が好んで食す赤身肉は、体内に入ると腸内細菌によって代謝されて、トリメチルアミンオキサイド（TMAO）という物質を生み出します。赤身肉をとりすぎてTMAOの値が高くなると、動脈硬化が起こることがわかっています。腸内細菌が動脈硬化をもたらすのです。

一方**地中海沿岸の地域の人たちの食事は、魚介類が中心**です。彼らは、周囲の欧米人に比べて心臓病の死亡率が低いのです。これは食生活による影響でしょう。

## とるならエクストラヴァージンオリーブオイルを

毎日の食生活にぜひオリーブオイルとナッツ、地中海料理をとり入れてください。ただし、オリーブオイルは「エクストラヴァージンオリーブオイル」に限ります。

オリーブオイルには、ピュアオイルやブレンドなどさまざまな種類があります。なかでもエクストラヴァージンオリーブオイルは、科学的処理がおこなわれていないオリーブオイルなのです。オレイン酸を70％含み、高品質。独特の風味があり、サラダやパンなどにそのままつけて食べられます。

1日大さじ4杯とると、動脈硬化予防に役立ちます。ナッツは毎日30グラムです。赤ワインは**1週間にグラス7杯以上**です。

# 29 薬品でとるカルシウムは寿命を縮める

## カルシウムをとるなら食品から

じつは最近、カルシウム薬やカルシウムのサプリメントの使用によって、心臓や血管の病気のリスクが高まることが報告されています。

骨粗しょう症を予防したい、改善したい、イライラ防止のためにと、**薬やサプリメントからカルシウムをとると、危険だ**ということが判明しました。

2011年の骨粗しょう症ガイドラインでも、「食品から毎日700～800ミリグラムを摂取すること」「サプリメント、カルシウム薬を使用する場合には注意が必要」とされています。

実際に骨粗しょう症になった場合、治療ではカルシウム以外にビタミンD、ビタミンK、ビタミンB、葉酸、ビタミンEが有効です。ビタミンDは1日400〜800IU（10〜20マイクログラム）、ビタミンKは250〜300マイクログラムをとることが推奨されています。

ビタミン$B_6$が欠乏すると、前述した老化物質であるホモシステインが増え、活性酸素が増加して、骨を攻撃し、骨の質をわるくします。

## カルシウムが血管にこびりつき、石灰化する

カルシウムをサプリメントや薬でとることがリスクになるのは、体内にとり入れたときに、**カルシウムの血中濃度が急激に上昇しすぎる**ためです。

血液中に増えすぎたカルシウムが血管にこびりつき、血管の石灰化を引き起こします。血管が詰まりやすくなってしまうのです。

とくに狭心症や脳梗塞の原因になるため、心臓や脳の血管が加齢とともに細く詰まりやすくなっている高齢者は注意が必要です。

同じ量のカルシウムを「食品として」摂取した場合には、病気のリスクの上昇はありません。カルシウムはできるだけ食品からとるようにしましょう。

どうしても薬やサプリメントからとる必要があるならば、**1回500ミリグラム以上摂取しない**ことが重要です。

30

# 牛乳は内臓脂肪を減らし血圧を下げる超ダイエットフード

## 「乳糖」には抗肥満作用がある

カルシウムの豊富な食品といえば牛乳です。牛乳を飲むと太るのではないか、と心配する人がいますが、じつは牛乳と体脂肪のあいだには意外な関係があります。「太っている人ほど、乳製品の摂取量が少ない」ということです。

適正な体重を得るために、牛乳は役立つのです。

牛乳には「乳糖」という天然の甘味料が含まれています。この乳糖に、体にいい効果があるのではないかと研究されてきました。その結果、**高脂肪食に乳糖を加えると、内臓脂肪の上昇がおさえられる**ことがわかりました。乳糖は、抗肥満作用があり、内臓脂肪を減らしてくれるのです。牛乳や乳製品の摂取状況と、メタボリックシンドロームとの関係は統計でも証明されています。とくに女性において、腹囲、胸囲、血圧、中性脂肪、ＨＤＬ（善玉）コレステロールの数値は、牛乳を飲んでいる人のほうがすべていいのです（J Nutr Sci Vitaminol. 2014 ; 60 (5) : 305–12　東京大学大学院教授・門脇孝氏らの研究）。

## 1日コップ1〜2杯で血圧やカルシウムの数値が改善

1日コップ2杯（約500ミリリットル）の牛乳を、6か月間（24週間）飲むと、過体重でなければそれだけで血圧が下がるというデータがあるほどです。また、1日300ミリリットル以上で、カルシウム摂取量が倍近くに増えることもわかっています。

もともと運動量の多い人や、適正体重の人は、さらに血圧が下がります。牛乳や乳製品は、**食生活や運動習慣の後押し効果**があるわけです。具体的に、牛乳のどの成分にこのような抗肥満効果や抗メタボ効果があるのかは研究中ですが、塩や味噌のかわりに、牛乳を使って乳化させうまみを出すなどの工夫をとり入れてみましょう。

# 31 日曜日の夜に牛肉を食べると脳出血とうつを予防できる

## タンパク質が不足すると脳出血が起こる

戦後、東北に脳出血の患者さんがとても多い地域がありました。その地域の食事を調査してみると、極端にある栄養素が不足していることがわかりました。

それはタンパク質です。タンパク質は骨や筋肉、皮膚などを構成する主要な栄養素です。血管をつくっているのもタンパク質ですから、タンパク質が不足すれば脳の血管も弱くなり、破れやすくなります。

タンパク質は肉や魚に含まれます。中高年は食欲も落ちてきて野菜中心の「禅寺食」のような粗食に陥りやすい傾向にあります。とくに**動物性のタンパク質が不足**しがちです。

この地域では、肉や魚をもっととろうという運動が起こり、脳出血は激減しました。

## 「アラキドン酸」が脳内快楽物質にかわる

ちなみに、肉をとるなら日曜日がいいでしょう。

日曜日の夜は、何かとゆううつな気分になりがちです。

月曜日からまた世の中が動きはじめます。「明日からまた仕事だ」とストレスを感じる人もいるでしょう。

日曜から月曜日にかけてのこのストレスは有害です。

心筋梗塞がもっとも多いのが、月曜日の朝。これは、月曜日の朝一番はストレスが大きく、緊張すると交感神経が高まり、血管が収縮して血圧が上がり、詰まりやすくなるからです。

そこで、日曜の夜に特別なものを食べるのです。

おすすめは牛肉。牛肉には、**心の不安をやわらげる作用**があります。牛肉に含まれる「アラキドン酸」というアミノ酸が、脳内で「アナンダマイド」という**脳内快楽物質にかわる**のです。

アナンダマイドは、不安感をやわらげ、多幸感をもたらします。焼肉パーティーが盛り上がるのは、アナンダマイドのせいかもしれません。

32

# 突然死しないために夜8時になったら怒らない

## 夜7～9時は腹上死の危険大

怒ってはいけない時間、があることをご存じでしょうか。

夜8時になったら、怒りは厳禁です。脳出血で突然死するおそれがあるためです。

私たちの体にはタイムスケジュールがあります。体内リズムがあるため、**体の状態が時間によって異なる**のです。夜7～9時の時間帯は、もっとも血液がサラサラになりやすい時間です。血栓を溶かす作用のある、ｔＰＡという血液溶解物質の働きが一番活発に働くからです。

この時間は、脳出血のリスクが高い時間なのです。

脳出血の最大の原因は高血圧です。リスク大の時間に、急激な血圧上昇を起こすような激怒、過激な運動、いきみなどは避けたほうがいいでしょう。

週刊誌などで「死ぬまでセックス」という特集をよく見かけますが、血圧の高い人は「腹上死」にも注意が必要です。

## 起きたら、まずトイレに行き、血圧をはかる

逆に一番血液が固まりやすいのが、朝9時です。tPAの働きがもっともおさえられる時間帯だからです。

病院で当直医をしていると、朝9時に翌日の当直医へバトンタッチになります。夜中、重症な患者さんの治療や処置で眠れず、ようやく朝方うとうとしてきたとき、救急車から搬送依頼の電話が鳴るのが、この9時前後。この時間帯の患者さんに多いのが脳梗塞です。

朝はただでさえ、**血圧の急激な上昇が起こりやすい時間帯**です。人間は寝ているあいだにも、交感神経がだんだん興奮してきて、朝5時くらいになると、血圧が上がり

はじめます。起きるころには急激に上昇し、脳や心臓の血管が詰まりやすくなるのです。

このように血圧が朝上がる現象を「モーニング・サージ」「早朝高血圧」と呼びます。

早朝高血圧がもたらす危険に対処するには、朝の血圧をしっかりはかる習慣を持ってください。

医師が自宅で朝の血圧をはかることはできませんので、自分で血圧計を買い、自宅で血圧をはかるようにしましょう。

朝起きたらまずトイレに行きます。その後1〜2分安静にし、血圧をはかります。「早朝高血圧」の人は、脳梗塞、心筋梗塞などの血管病のリスクが高いので要注意です。心筋梗塞は朝起きてから1時間以内に起こることが多く、**脳梗塞の発症も朝6〜10時がピーク**です。

また、突然死の原因である不整脈（心室細動）も朝9時に多く見られます。朝の薬をのみ忘れないようにすることが大切です。

## 朝11時までにおしっこをする

血管に関する病気以外でも、時間帯で発症しやすい病気があります。

喘息発作が起こりやすいのは、朝3～5時です。春や秋の季節の変わり目、台風が来たりすると気圧の変化が激しくなります。これらの時期の、さらにこの時間帯に発作が起こりやすいことを自覚して、発作薬や吸入薬、ネブライザーなどを近くに置いておきましょう。

リウマチなどの**自己免疫の病気の症状が悪化するのは、朝7～9時**です。朝のこわばりなどもひどくなります。リウマチの場合、こわばりが1時間以上つづくことも。痛み止めが必要になります。

痛風の人は、朝9～11時に尿酸値がピークに達します。この時間は意識して水分をとり、尿酸を尿で排出するようにしましょう。

このように人間の体にはリズムがあります。このようなリズムを踏まえて生活すると、たとえ持病があっても調整しながら生活することでレジリエンスが高まり長生きできるのです。

## 午後3時には会議をしない

これまで病気のリズムについて触れてきましたが、体内リズムを知っていると日常生活のほかの場面でも効率的にすごすことができます。

たとえば「午後3時には会議をしない」。

人間のホルモンバランスで、テストステロンというホルモンの値が一番下がる時間帯なのです。

テストステロンとは、主に**男性の睾丸から分泌されるホルモン**です。女性ホルモンからもつくられるので、女性にもあります。いわゆる「男まさり」といわれる女性は、このテストステロン値が高いことがわかっています。

テストステロンは物事に対する集中力をアップさせる「攻撃ホルモン」です。テストステロン値が下がる午後3時は、中高年男性においては集中力がもっとも下がりやすく、作業効率が落ちて眠くなったり、ボーッとしやすくなる時間帯なのです。

大事な会議や決断は、午後3時を避けることをおすすめします。

## 深夜1〜3時に熟睡すると若返る

ほかにも知っておくと便利なリズムがあります。夕方6時に商談やデートがある人は、事前に必ずトイレに行っておきましょう。夕方5〜6時はもっともおしっこがよく出る時間帯なのです。

赤ちゃんを身ごもっている人は、夜11時から深夜1時に産気づく可能性大です。自然分娩がはじまりやすいのがこの時間帯だからです。妊婦さんの家族は用事を控えて、心の準備を整えましょう。朝6時に自然分娩の確率がもっとも高くなります。

そして**アンチエイジングに欠かせない時間帯が、深夜1〜3時**です。人間の体を錆びつかせないように守ってくれたり、成長を促したりする「ヒト成長ホルモン」が分泌される時間帯です。この時間帯の睡眠は逃さないようにしてください。

ヒト成長ホルモンは、若いときにはどんどん分泌されますが、年齢とともに分泌量は減少します。これが老化に大きく関係しているのです。貴重なヒト成長ホルモンを大切に守る意識と習慣を持ちましょう。

## 33

# 食欲をおさえたいなら白米をやめて玄米を食べよう

### 時計遺伝子が乱れると、がん、血管病、糖尿病が起こる

突然死を防ぐには、体内リズムにあわせて生きることです。体内リズムは、すべて時計遺伝子という遺伝子が操っています。すべての細胞は、自律的に振動する時計を持っており、それぞれのリズムでふるえています。

体内リズムを崩すと、がんになりやすいことがわかっています。がんの増殖にも時計遺伝子が関係しているためです。時計遺伝子の働きが落ちると、がん細胞の細胞周期（セルサイクル）が変化します。それによって**がん細胞の増え方が加速する**のです。時計遺伝子の乱れは、高血圧、高脂血症、糖尿病などの引き金にもなります。時計

遺伝子のひとつである「クロック遺伝子」が壊れたマウスでは、中性脂肪、コレステロール、血糖などの値が上昇し、レプチンという食欲を増すホルモンが増加します。食欲がアップして肥満になってしまいます。

## 玄米の「ガンマオリザノール」が脂肪への嗜好性を減らす

時計遺伝子によって、私たちのホルモンや血圧、睡眠、摂食、行動、代謝などさまざまなことが制御されています。体内リズムのコントロールセンターは、**脳の間脳という場所にある視床下部**というところです。視床下部は、体重や食欲もコントロールしています。

体内リズムを崩すもとになるのが、脂肪のとりすぎです。脂肪をとりすぎると体内時計の中枢である視床下部の働きを低下させます。

でも、脂肪分の多い食品は、嗜好性《しこう》が高くついつい食べたくなってしまうもの。こうした食品を遠ざけるための方法も、研究が進んでいます。

実験に使われるのはマウスです。マウスは脂肪が大好き。脂肪分の多いエサと普通のエサを並べておくと、脂肪分の多いエサのほうに群がります。

ところが、玄米を混ぜたエサを与えてみたところ、脂肪分の多いエサに見向きもしなくなりました。玄米のなかに含まれる「ガンマオリザノール」という成分が、脂肪に対する嗜好性を減らすことがわかっています。

毎日のごはんを**白米ではなく玄米にかえる**だけで、時計遺伝子を正常に保つことができ、病気にならないレジリエンスが高まるのです。

# 34

# 3食を8時間以内に食べると太らなくなる

## 筋肉量はそのままで、体脂肪を落とせる食事のタイミング

心筋梗塞や脳梗塞を引き起こすおおもとに、肥満があります。肥満は血管の病気のみならず、がんの原因になったり、老化を促進させたりします。高脂肪の食べものをとっていれば、確実に体の状態はわるくなります。

しかし、**脂肪分が多い食事は嗜好性も高く、なかなか制限するのは難しい**ものです。

最近、同じものを食べていても太らない食事のテクニックが見つかりました。食事内容ではなく「食事のタイミング」に注意するのです。

この発見はマウスでの実験によってもたらされたものです。一方のマウスには普通

食を与えます。もう一方のマウスには高脂肪食を与えます。

普通食を与えられたマウスは、マウスの活動時間である夜にのみエサを食べます。しかし、高脂肪食を与えられたマウスは、なんと一日じゅうエサを食べつづけるようになります。これは**高脂肪食が、食欲をはじめとする体内時計を狂わせてしまう**からです。

さて、ここで高脂肪食のマウスを2つのグループにわけます。片方のグループは一日じゅうエサを食べ放題に、もう片方は夜の8時間しかエサが食べられないようにするのです。

食べ放題のグループのマウスは、大好きな高脂肪食を昼夜問わずに食べつづけるようになります。一方8時間しかエサを食べられなくなったマウスは、一日じゅう食べていたエサと同じ量のエネルギーを、8時間でまとめてとるようになり、結局両方のグループのマウスとも、ほとんど同じエネルギー量の高脂肪のエサを食べるようになりました。

2種類のマウスを4か月間おいて比較してみました。すると驚くことがわかりました。

同じエネルギー量の高脂肪食をとっていても、食べるタイミングを8時間に限ったマウスは、一日じゅう食べていたマウスに比べて太りづらくなったのです。血糖値、コレステロール値が下がり、脂肪肝が改善しました。普通食のエサを食べていたマウスとかわらないほど元気になり、メタボリックに陥らなくなったのです。

そればかりではありません。運動能力も向上しました。つまり**落ちたのは体脂肪で、筋肉はやせなかった**のです。

## 朝食は抜かないで、はやめに夕食をとる

哺乳類には、サーカディアンリズムという、24時間のリズムを感じとる体内時計があります。肥満は、体内時計をつかさどる遺伝子（時計遺伝子）と関係があるのではないかと考えられていました。

この実験で、2種類のマウスの時計遺伝子のリズムを調べてみると、一日じゅう高脂肪食を食べていたマウスではすっかり乱れていた時計遺伝子のリズムが、8時間に制限をしたマウスでは回復していることがわかりました。体内時計のリズムを整える

と肥満をおさえられる、と実証されたのです。

食べる時間を制限する、とくに体内リズムを意識して食べるようにすることで太りづらい体質になれます。

マウスだけではありません。人間でも、食べる時間を8時間に制限すると、やせやすくなります。私がみている患者さんのなかで、それだけで数か月のうちに6キログラム減った患者さんもいます。カロリー量は同じでも、やせやすくなりますので、チャレンジしてみてください。

マウスも人間も同じ哺乳類です。マウスの睡眠時間は12時間。人間では活動時間が長いため、もっと長時間食べたくなりますが、8時間に制限します。夜遅くまで食べられるようにと、朝食を抜くのはいけません。また夜遅く、寝る前に食べるのも厳禁。体は**脂肪をため込もうとして、太りやすくなる**のです。

朝ごはんをしっかり食べて、夕方ごろに食事を終えるのが理想です。ダイエットをしている人は、この8時間ダイエットを試してみてください。

3章

# 認知症は全身病だと知っていますか?

35

# 気づきにくい認知症が発見できる10のクエスチョン

## 認知症につながるがんや血管病もチェックできる

加齢とともにさまざまな病気のリスクが大きくなっていきます。超高齢社会に突入し、ただ長生きすることだけが目標ではなくなりました。長生きの質をより高めていく必要があります。

老化に伴う現象のなかで、不安をかきたてる問題のひとつに認知症があります。認知症に気づくのは難しいものです。最初は**ちょっとした異変からはじまります**が、昨日と今日とでどう違うか、すぐにはわかりません。自分自身でも気づきにくいし、家族の方も気づきにくい。

そこで私がふだんから患者さんに実践している、健康チェックの10項目を伝授します。この10項目で認知症だけでなく、死因になりうるがんや血管病までチェックできます。

## 1 「桜、猫、電車」クエスチョン

精神科医の長谷川和夫先生によって開発された「長谷川式簡易知能評価スケール」の質問項目のひとつです。会話をはじめたら、最初に「桜、猫、電車」という3つの単語を覚えてもらうよう言います。そして、**会話の最後に覚えているかどうか**を尋ねます。

## 2 時間、場所を聞く

認知症は、時間と場所がわからなくなるケースが多いのです。「今日は何月何日ですか?」「前に外食したのはいつですか?　どこで何を食べましたか?」と尋ねてみます。

## 3　基本質問3つ

「食事をおいしく食べられていますか?」「便秘はしていませんか?」「しっかり眠れていますか?」。この3つの質問をします。

これは問診の際に、医者が患者さんに尋ねる基本的な質問項目です。どこかに病気が隠れていないかどうか、を探る手がかりになります。

もし食欲不振なら胃がん、便秘がひどければ大腸がん、**眠れない場合は心不全、うつ病、逆流性食道炎などの疑い**を持ちます。

## 4　体重が減っていないかどうか

体重は、がんが隠れていないかどうかの手がかりになります。食事制限などしていないのに、1か月で2キログラム以上体重が落ちていたら要注意です。

## 5　体に慢性的な痛みはないか

これもがんの手がかりになります。長くつづく腰の痛みの原因が膵臓がんだったり、がんの骨転移だったりすることもあります。

## 6　血圧は正常か

脳卒中や心筋梗塞の場合、朝6～10時のあいだに発症するケースが多いのです。夜から朝にかけて血圧が上昇する「早朝高血圧」の人は注意が必要です。

血圧計を準備して、朝起きたらトイレに行ったあと、1～2分安静にし、血圧をはかります。収縮期血圧が135㎜Hg、拡張期血圧が85㎜Hgを超えるようなら、医師の診断を受けましょう。

## 7　脈拍は正常か

心臓疾患による突然死や脳梗塞では、心臓が不規則に動く心房細動という不整脈が原因になります。手首に指を当てて、脈拍をはかり、**脈が規則的で乱れていないか**を調べます。1分間に60～90回なら問題ありません。日常生活のなかで、動悸で心臓がドキドキしたり、息切れがないかも確認します。

## 8　健康診断を受けているか

1年に1回、肺、胃のレントゲン検査を受けているかどうかを尋ねます。

男性の死因のトップは肺がんです。肺がんが進行すると、咳が長引いたり、たんに血が混じったり、胸が痛くなったりします。そうなったときにはすでに進行してしまっていることが多いので、日本人にがんが多い肺と胃の検査はできるだけ定期的に受けるようにします。

## 9 服用している処方薬は何か

どんな持病があるか、**どんな病気のリスクを抱えているか**がわかります。のんでいる薬の説明が記載されている用紙、お薬手帳などをチェックするのがいいでしょう。

## 10 「桜、猫、電車」を覚えているか確認

会話の最後に、1で覚えてもらった単語を、ふたたび尋ねます。「花の名前、動物、乗り物」などのヒントを与えてもかまいません。2つ以上思い出せれば問題ありません。

自分自身でおこなうときは、家族にチェックしてもらい、また、あなたも愛する家

族やパートナーのことを、チェックしてあげましょう。
とくに**離れたところに住んでいる親やきょうだい**とは、会話のきっかけにもなります。1週間に1回は誰かと連絡しあい、コミュニケーションをとり、健康について話しましょう。

# 36

# アルツハイマー型認知症予防には日中でも照明を明るくしておく

## こんな高齢者施設にいると認知症がひどくなる

部屋は、できるだけ明るいほうがいいのです。日中でも照明が明るい部屋にいると、認知症になりづらくなります。

とくに入院施設や高齢者施設を選ぶときは、室内の照明に注目してください。こうした施設を訪れると「薄暗いなぁ」と思うことがあるでしょう。電気代節約のために、照明を極力消しているところが少なくありません。

こうした施設に入居している方の、**光を浴びる量（光暴露量）はきわめて小さい**ことがわかっています。そしてこの状態が長くつづくと、認知症が悪化するというデータがあるのです。光の量が脳内の伝達物質の分泌のしかたに大きく関係しているからです。

照明が明るいほど、脳内のホルモンである「メラトニン」や「ドーパミン」などの脳内伝達物質がよく出るようになります。これらのホルモンが不足すると認知症が悪化したり、元気が出なくなってしまいます。

## 光は若者よりお年寄りにもっと必要

なかでも、もっとも光と関わりがあるのがメラトニンです。メラトニンは、脳の松果体という部分から分泌されるホルモンです。昼間はほとんど分泌されませんが、夕方以降暗くなってくると分泌量が増え、覚醒から睡眠へ体の状態を切り替えます。光が朝、網膜に当たると、視床交叉という部分に刺激が伝わり、その**14時間後に松果体からメラトニンが出る**ようにセットされます。

メラトニンには、老化の原因となる活性酸素を消去する「若返りのホルモン」の働きもあります。

介護施設の照明を明るく改善したところ、入所していた高齢者のメラトニンやドーパミンの分泌が増え、認知症が改善したという医学論文があります。介護施設に2500ルクスの明るい部屋をつくり、午前2時間、午後2時間、4週間、その部屋でデイケアをおこないました。するとたった1か月で、メラトニンの分泌量が若い人と同じくらいのレベルまで改善したのです。

高齢になればなるほど、昼間であっても、照明のより明るい部屋ですごすほうがいいということがわかります。アルツハイマー型認知症の患者さんは、物忘れだけでなく、**夜間に眠れなくて騒いだりする**ことがあります。これは睡眠のリズムをつかさどるメラトニンの分泌量が減少したり、分泌のタイミングが崩れてしまうためです。

このようなアルツハイマー型認知症の患者さんに、光を当てる治療をおこなうと、メラトニンの分泌が安定し、2週間で寝起きのリズムが整います。

日中、部屋のなかであっても、照明を明るくしたほうが、脳は錆びつかずに活性化し、アンチエイジングになるという事実を示しています。

## 37

# 朝起きたらカーテンをあけ、1日15分は太陽光を浴びる

### 白内障の手術にはアンチエイジング効果がある

加齢の問題で光を感受しにくくなり、結果的に日が当たらないのと同じ状態になることがあります。40歳を超えると、目の水晶体というレンズが加齢とともにくもり、光が目の網膜に届きづらくなります。これが白内障のはじまりです。

白内障になると、光が網膜に届かなくなり、**脳内伝達物質の分泌指令を出す視床交叉**にも、光刺激が及ばなくなります。

すると元気ややる気に関わる脳内神経伝達物質「ドーパミン」や「セロトニン」、また前述の「メラトニン」もつくられなくなります。白内障によってものが見えにく

くなるストレスのためだけでなく、こうした光刺激の欠乏から抑うつ的な状態になったり、老け込んだりしてしまうのです。

白内障の手術は、アンチエイジング手術でもあります。なぜなら、はやい年齢で白内障手術を受けた人のほうが、運動量が増え、脳が活性化します。**光が目に入るようになり、メラトニンが増え睡眠障害なども改善し、結果的に寿命がのびる**ことがわかっているからです。

## 光を浴びないと数年で老け込んでしまう

東北地方や山陰地方など、冬の日照時間の短い地方では冬場にうつ状態になる人が増えます。これも暗くなることで、「メラトニン」や「ドーパミン」が出なくなるのが原因です。

うつ病の患者さんを診察していると、日中カーテンを閉め切りにして暗い部屋で生活している人が多いことに気づきます。朝起きたら、どんなにゆううつな日であっても、まずカーテンを全開にし、光を浴びてください。

日光に当たらないと、インフルエンザや風邪にもかかりやすくなります。体内でつくられる、活性型ビタミン$D_3$が減ってしまうためです。ビタミン$D_3$は、カテリシジンという抗ウイルス作用のあるタンパク質を活性化し、ヒトを感染症から予防する働きをしているのです。1日最低**15分は太陽光に当たらないと、体に不可欠なビタミン$D_3$がつくられない**といわれています。

日照時間が減る冬場は、うつ予防だけでなく、風邪予防のためにも日光に当たることが大切です。

明かりは、毎日の暮らしのなかの「ちょっとしたこと」です。しかし、このちょっとしたことを改善、工夫するとレジリエンスが高まり、大きく人生の行く末がかわっていきます。

あなたの部屋の照明は、薄暗くありませんか？　もったいないからと極力明かりをつけずに暮らしていると、数年後には実年齢以上に老け込んでしまうかもしれません。日本人の持つ、「もったいない」という気持ち、質素倹約は美徳ではありますが、健康のためには「必要なものにはお金をかける」というメリハリも必要です。老いた親にまずプレゼントするなら、明るい照明なのです。

# 38 若々しく生きるためには昼と夜で照明をかえる

## 夜はブルーライトブロックメガネで目にパジャマを着せる

照明を明るくすることは、認知症の予防になります。ただし、ひとつ注意点があります。現在、普及しているLEDライトです。

日中はLEDをたくさん浴びるべきですが、**夜の時間帯はLEDが目に入らないようにする**こと。LEDに含まれる「ブルーライト」が問題です。ブルーライトの光が目に入ると、私たちを睡眠に導く睡眠ホルモン「メラトニン」が分泌されにくくなり、睡眠のリズムが乱れてしまうためです。

夜になったら「目にパジャマを着せる」ように、LEDのブルーライトをブロックする市販の専用メガネをつけるようにしましょう。

## 夜、スマートフォンを見ないほうが肌ツヤがよくなる

夜、ブルーライトをカットすることは、アンチエイジングにつながります。若々しく肌ツヤがよい患者さんたちに生活習慣を尋ねると、多くの人から夜はパソコンもスマートフォンも見ないという答えが返ってきました。

パソコンやスマートフォンが発する光はブルーライトです。夜はブルーライトを目に入れず、**室内全体を間接照明でホテルのように薄暗くする**と「メラトニン」が分泌されて眠りにつきやすくなります。

適切な時間に眠くなり、しっかり熟睡できればそれだけで疲れがとれ、体力が回復します。その日の疲れをその日のうちにとり切ることができれば、若さも保たれます。

ほかにも、小さい子どもを夜照明がギラギラ輝く店に連れて行くと、数年後の学習障害につながるというイギリスの論文があります。子どもの目（水晶体）は光を通しやすいのです。夜の過剰な光により、メラトニンの分泌が落ち、脳に悪影響を及ぼし

ます。小さいお子さんがいる場合は、光の教育が必要です。

最近の照明器具のなかには、時間によって色をかえられるものもあります。昼間はブルーライトをどんどん浴びるべきなので、「白い光」をつけておきます。夕方から夜にかけては、ブルーライトをカットすべきなので「あたたかい光」にします。照明も、**体の状態にあわせてメリハリをつけて変化させる**のが、レジリエンスを高め、これからの超高齢社会を生き抜くコツです。

39

# 慢性胃炎を治療すると認知機能が改善する

## アルツハイマー型認知症患者の88％に胃炎がある

胃炎の人は、認知症になる確率が2倍になるというデータがあります。

アルツハイマー型認知症の人を調査したところ、胃炎がある人が88％に達しました。胃炎がない人の割合は46・7％ですから、大きな差があります。

そして**胃炎を治療して2年経過すると、認知機能が改善した**という報告もあります（J Neurol. 2009 May ; 256 (5) : 758–67.）。

脳神経の病気であるパーキンソン病の患者さんにも、胃炎がある人が多く見られ、ない人の症状は改善されやすいことがわかっています。

これは胃炎の原因であるピロリ菌が、パーキンソン病の治療薬「Lドーパ」を横取りして胃のなかで食べてしまうこと（貪食）が原因だと考えられています。アルツハイマー型認知症同様に、胃炎を治療するとパーキンソン病の治療薬の効果が増して、症状が改善することがわかっています。

アルツハイマー型認知症は、「ベータ・アミロイドタンパク」という異常なタンパクが脳に蓄積されるために、脳細胞が死んでしまうことで起こります。胃炎がアルツハイマー型認知症を引き起こすしくみ自体は、完全には解明されていません。しかし、おそらくアルツハイマー型認知症もパーキンソン病のように、胃炎と脳神経とのあいだに何らかの関係があると考えられています。

## 脳の変化は40歳代からはじまっている

認知症には、アルツハイマー型のほかに、**脳梗塞をくり返すことで起こる脳血管性認知症**もあります。長期の慢性胃炎を抱えていると、全身の血管が傷つけられ、こちらのタイプの認知症になるリスクも高くなります。

脳の変化は、40歳代からはじまるといわれています。

症状は出ていなくても、すでに中年のころから**静かに認知症につながる変化**が起きはじめているのです。認知症の予防のためにも、胃炎はなるべくはやい年齢で治療しなければいけません。

# 40 軽い貧血でも放っておくと、認知症のリスクが上がる

## 錠剤がのめない人は鉄欠乏性貧血のおそれがある

患者さんのなかに、「粒の薬がのめない」人がいます。

このような人には、鉄欠乏性貧血がよく見られます。鉄欠乏性貧血とは、体内に鉄分が不足しているために貧血になってしまう病気です。血液中の赤血球を成熟させ増やすためには、鉄分が欠かせないためです。

錠剤がのみづらいのは、鉄欠乏性貧血になると粘膜障害を起こすためです。食道の粘膜に異常が起こり、食道が広がりづらくなります。錠剤だけでなく**食べものなども通りづらくなる**のです。

鉄は、粘膜の代謝にも深く関わっているのです。

## フェリチンが30ng／ml以下だと認知症になりやすい

貧血があっても、めまいやふらつきがなければ放置してもかまわない、というのがこれまでの医学でした。ところが、軽度の貧血でも放置していると、認知症になりやすいという研究データが出てきました。

体内には鉄の貯蔵庫があり、そこに貯蔵されるときは「フェリチン」という形にかえてため込まれます。フェリチンの量は100ng／ml以上ないといけません。しかし鉄欠乏性貧血の人は、フェリチンが30ng／ml以下であることが多いのです。

11年間貧血がある人とない人とを経過観察したところ、**貧血がある人では認知症のリスクが23％あるのに対して、貧血がない人では17％**と認知症のリスクに大きな差が見られました。貧血があると認知症になりやすいのです（Neurology. 2013 Aug 6；81(6)：528-33.）。

脳に酸素を運ぶのは血液です。酸素は血液中のヘモグロビンという血色素にのって運ばれますが、鉄欠乏性貧血になると、このヘモグロビンがつくられなくなるのです。そのため、貧血があると、脳にじゅうぶんな酸素が運ばれなくなり、認知症になるリスクが高まるということです。

## 鉄をとりすぎると、がん細胞が増殖する

それなら鉄分をたくさんとればいいのかと思われそうですが、とりかたにも注意が必要です。

もちろん鉄欠乏性貧血の人が、だるさやめまいをなくすために、鉄分を補給するのは問題ありません。とくに女性で、月経のときの経血量が多かったり、子宮筋腫があったりして貧血のある人には鉄分補給は必須です。

しかし、じゅうぶん体内に鉄分があるにもかかわらず、鉄分増強のために食品やサプリメントをとりつづけるのは危険です。がんを招く原因になりかねないのです。過剰な**鉄分はがん細胞が増殖する際のエサ**になります。がん細胞は、鉄を吸収するトランスフェリン・レセプターという、いわば鉄をとり込む吸盤のようなものを、正常細

胞の15倍も持っているのです。

がんはレセプターを通じて、鉄をとり込んで増えていくため、がんを進行させてしまうのです。

## C型肝炎の人はウコンに注意

さらに過剰な鉄は活性酸素を生じ、細胞を酸化させて錆びつかせるため、老化の引き金にもなります。アンチエイジング的にもNGです。

肝臓にも悪影響が及びます。肝臓に鉄が過剰に沈着すると、肝硬変や肝臓がんの引き金になる「ヘモクロマトーシス」という肝臓の病気になってしまいます。

C型肝炎ウイルスに感染している人が鉄をとりすぎると、肝機能が悪化します。GOT（AST）、GPT（ALT）という肝機能の数値が上昇し、肝炎を悪化させます。

肝臓と鉄では、ウコンなどにも注意が必要です。肝臓にいいといわれるウコンですが、**ウコンには鉄が豊富に含まれているため**です。ウコンには認知症を予防する効果があるため、肝炎のない人には効果的ですが、慢性C型肝炎の人はとらないようにしてください。

## とるなら「ヘム鉄」、3か月に1回鉄分量をはかる

鉄の医薬品をのんで胃がムカムカしてしまう場合は、「ヘム鉄」をとるようにしましょう。鉄の医薬品は、鉄のみでつくられていていわば裸の鉄です。この鉄が胃粘膜に酸化障害をもたらし、ムカつきを起こします。

ヘム鉄は鉄のまわりをポルフィリンというものでオブラート状に包んでいるため、**通常の鉄と比較して5倍も吸収がよい**のです。胃に負担をかけることなくとり込め、さらに貧血の治療にも効果的なのです。

しかしヘム鉄であっても、長期間にわたって漫然ととりつづけると鉄過剰になりかねません。3か月に1回程度の間隔で、病院で採血してもらい、体内の貯蔵鉄であるフェリチンの濃度を測定してください。ヘム鉄をとりつづけていると、鉄の錠剤の苦手な人でも錠剤をのめるようにかわっていきます。

# 41 1日小さじ2杯のココナッツオイルが脳細胞死を遅らせる

## アルツハイマー型認知症は「第三の糖尿病」

突然死を招く血管の病気を改善する食材としてオリーブオイルを紹介しましたが、認知症に効果のあるオイルもあります。

ココナッツオイルです。

とくに、**アルツハイマー型認知症の症状改善におすすめ**です。

アルツハイマー型認知症は「第三の糖尿病」ともいわれ、よく糖尿病にたとえられます。

糖尿病の患者さんの体内では、血液中に糖があふれているにもかかわらず、細胞自体は糖をとり込めずに糖不足に陥ります。本来はインスリンというホルモンが働き、血管を流れる糖を細胞のなかへと押し込めます。ところが糖尿病になると、インスリンの働きが落ちるために細胞に糖をとり込めません。その結果、細胞が糖を利用できず飢餓状態になり、どんどんやせていくのです。

アルツハイマー型認知症では、この状態と似たようなことが脳のなかで起こります。アルツハイマー型認知症の患者さんの脳では、インスリンの働きがわるくなっています。脳神経細胞表面のインスリンが作用するレセプターが減少するからです。そのため、糖が脳細胞にとり込まれず、脳細胞が「ガス欠」のようになり死んでしまい、どんどん脳が萎縮するのです。物忘れが激しくなり、最終的には自分ひとりで生活することができない状態になります。

ココナッツオイルには、中鎖脂肪酸という天然成分が約60％も含まれています。中鎖脂肪酸は、腸内で吸収されて肝臓に運ばれ、肝臓内で「ケトン体」に変化します。するとアルツハイマー型認知症の脳で、**糖が利用できなくてもケトン体がエネルギー源として使われる**ようになるのです。

そのおかげで脳細胞の死を減らすことができます。脳細胞がケトン体によって延命でき、認知症の症状をやわらげることができるのです。

## 植物油をココナッツオイルにかえるだけで大腸炎が軽くなる

このほかにもココナッツオイルの健康効果には、いろいろなものがあります。代表的な3つの効果をご紹介します。

ココナッツオイルの約60％を占める中鎖脂肪酸は、消化の際に胆汁や膵液といった消化液を必要としないという特徴があります。中鎖脂肪酸は分子量が大変小さいため、吸収されやすいのです。

通常、植物性の油は消化吸収のとき胃腸に負担がかかります。植物油からココナッツオイルにかえただけで、クローン病や潰瘍性大腸炎の症状が軽くなった患者さんもいます。胃腸の調子が思わしくない人は、少量からでも使ってみるといいでしょう。

ただ、ココナッツオイルをとると、便がゆるくなる人もいます。一度にたくさんの量をとると、下痢をもよおすことがあるので注意が必要です。まず**1日小さじ1杯程度からスタート**してみましょう。便の状態を見ながら徐々に小さじ2杯まで増量していきます。
また、糖尿病、腎臓病、肝臓病の重い方は、かかりつけ医師に相談してからはじめてください。

## 中鎖脂肪酸では太らず、95%がすぐにエネルギーにかわる

病院での治療において、とくに重症な外傷や火傷《やけど》などの場合や、がんなどの大手術後で体に負担が大きい状態では、医師は患者さんに中鎖脂肪酸を含んだ液剤を点滴します。中鎖脂肪酸は、すばやく吸収されて、**体内で即エネルギーに変換される**ためです。

手術のあとでは、体は回復するためにたくさんのエネルギーを必要とします。中鎖脂肪酸のような即効性のあるエネルギーが、傷を治すためには欠かせません。

もちろん点滴のかわりに、食べものとしてココナッツオイルを体内にとり込んでも同様の効果があります。ココナッツオイルの中鎖脂肪酸は体内にとり込まれたあとに、肝臓内に入ったその95%がすぐエネルギーにかわります。代謝がはやいため、脂肪な

どに変化して体内に蓄えられることはありません。中鎖脂肪酸をとり入れても、必要以上に体内に蓄積されて肥満の原因になったり、**肝臓にたまって脂肪肝になったりすることはほぼない**のです。

病中病後、体が弱っていると思ったらココナッツオイルをとって疲労回復することをおすすめします。

## 最新研究でわかったココナッツオイルの長寿効果

また、最新の研究では、ココナッツオイルをとることで得られるケトン体が、長寿遺伝子を活性化して体を「長寿モード」にギアチェンジしてくれることがわかりました。

ケトン体が増えると、FOXO（フォックス・オー）という長寿遺伝子が活性化され、mTOR（エム・トール）遺伝子が抑制され、まさにカロリー制限をしたときと同じ長寿モードに遺伝子発現がかわるのです。

カロリー制限をして長生きになったマウスやアカゲザルを徹底的に調べてみると、

寿命がのびている個体はみなケトン体が出ていたのです。このようなデータから、ケトン体は長寿につながる新しい経路であることが証明されつつあります。

また、ケトン体を増やす食事をすると、乳がん（IGF－1レセプター陽性乳がん）の脳転移巣の進行が、抗がん剤治療をおこなわなかったにもかかわらずおさえられたという報告があります。ココナッツオイルをとることで増えるケトン体が、乳がんをはじめとする発がんに関係するIGF－1を抑え、乳がんの進展抑制や乳がんの1次予防に効果が期待されるのです。

がん細胞は、糖が大好きで糖を食べて増えてしまいますが、がん細胞はケトン体を利用できないので、糖（炭水化物）を控えて、ケトン体を増やせば、**がん細胞を兵糧攻めにできる**のです。

## ココナッツオイルで糖尿病薬を減らせる

ただし、糖尿病の治療中で定常的にココナッツオイルを飲んでいる人は、注意が必要です。摂取してから3時間後くらいにケトン体の濃度が血液中で上がってくると、低血糖になる人がいます。治療で、SU剤（アマリール、オイグルコン、ダオニール、グリミクロン）を飲んでいる人、インスリンを打っている人は、ケトン体が膵臓からのインスリン分泌を増やすために、ちょうど糖尿病薬を増やしたのと同じ状態になるのです。

その場合は、SU剤やインスリンの減量が必要になります。よくメカニズムを理解していない医師だと、それはココナッツオイルの副作用だから中止しましょうと言ってしまいがちですが、それは正しくなく、むしろ**糖尿病薬やインスリンを減量できるチャンス**なのです。

# 42 歳をとってからでも、運動で脳の海馬を増やすことができる

## 認知症は発症の20年前からはじまっている

人間の脳を解剖して研究すると、興味深いことがわかってきました。認知症であらわれてくる特徴的な変化は、じつは**認知症の症状が出る20年前からすでにあらわれているる**というのです。

アルツハイマー型認知症の脳神経細胞には、ベータ・アミロイドタンパクという異常なタンパク質がたまってきます。このタンパク質は、認知症の症状が出るずっと前から蓄積しはじめています。

たとえば70歳で認知症の症状が出たとすると、それは突然はじまったわけではあり

ません。50歳のときにすでに脳にこのタンパク質がたまりはじめ、ジワジワと知らず知らずのうちに脳の細胞にダメージを与えていた。つまり、気づいたときには完全に認知症になっていた、というわけです。

## ウォーキング、ラジオ体操を1時間ずつ週3回おこなう

ベータ・アミロイドタンパクの恐ろしいところは、いったんたまりはじめてしまうと、なかなか分解できない点です。欧米では、このタンパク質に対する抗体が薬として何度も試されましたが、副作用が多くて製造中止となっています。

ところが最近になって、ベータ・アミロイドタンパクが運動で分解されることがわかってきました。

運動をするとネプリライシンという酵素が働き、このわるいタンパク質を分解してくれます。運動といっても激しいものではなく、**週3回程度の有酸素運動でこの分解酵素が働く**のです。

有酸素運動とは、ウォーキングやエアロビクス、ラジオ体操など、楽に呼吸しながが

ら継続的におこなう運動のことです。この運動は、科学的根拠のある認知症対策だといえます。ほかにも、運動が脳の容量を増大させることがわかっています。

2006年の研究報告では、運動習慣のなかった高齢者（60〜79歳）の男女を、運動するグループとしないグループにわけて半年後に脳を観察したところ、前者のほうが脳のボリュームが増えたということです。このときにおこなわれた運動も有酸素運動です。1時間の有酸素運動を週3回しているだけで、半年後の脳に大きな違いが生まれます。

増大したのは、**記憶の中枢である脳のなかの海馬**という部分の体積です。ひと昔前は、脳神経は成人してから増えることはないと考えられていました。ところが海馬は工夫によって高齢になっても変化するのです。

有酸素運動は薬より安全で、確実な科学的根拠を持ちます。あきらめず、面倒がらずに今日からぜひ取り組んでください。

# 43 「ボケない脳」をつくるために、日記をつけよう

## 22歳の言語能力が80歳の認知機能を決める

「ナン・スタディ（修道女研究）」という研究があります。これは1986年から米国のケンタッキー大学で、デビッド・スノードン博士が**75〜106歳までの678人の修道女の脳を研究**したものです。この研究の特徴は「均質な生活、食事をしている修道女」を対象にしている点です。

修道女の生活は規則正しく、起床時間や食事内容も決められています。研究の際に条件を整えるのが簡単なので、比較・解析しやすいのです。また、修道院では、個人情報の記録も残されているため、その人の来歴から病気の内容を検証することができ

ます。

スノードン博士は、どのような人がアルツハイマー型認知症になりやすいのかを研究しました。修道女の生活を追跡するだけでなく、亡くなったときには同意を得たうえで脳の解剖もおこなったのです。

この研究によってわかったことは「若いころの言語能力が、その後アルツハイマー型認知症になるかどうかを予言している」という結果でした。

若いころ（平均22歳）に書いた文章の意味密度（語彙《ごい》の豊かさ、文章中にどのくらいの数の意味が含まれているのかを密度として出す）と、老年期（平均80歳）の認知機能のあいだには深い関係がありました。密度が高く、複雑な構文を使っていた人ほど、認知症になりづらかったのです。

若いころに言語能力を鍛えていれば、アルツハイマー型認知症を予防できる。博士が論文中に述べているのは、若いうちに脳のシナプスを鍛えるのが大事だということです。とくに**計算能力より、本をよく読んで、言語能力を鍛えることが重要**なのです。

## たとえ認知症になっても3分の1は症状が出ない

この研究にはほかにも興味深いところがあります。何人かの修道女の脳を解剖してみたところ、すでにひどいアルツハイマー型認知症になっており、症状が出ていてもおかしくないような病理変化が見られたのです。ところが、生前の彼女たちにそのような症状はまったく見られませんでした。

一番高度に萎縮していたシスター・バーナデットという女性の脳を解剖すると、アルツハイマー型の変化が進んでいました。しかし彼女は83歳でこの世を去るまで、認知機能検査でも正常だったのです。彼女は修士号を取得し、教員をしていました。

脳病理学的には、高度なアルツハイマー型認知症になっているにもかかわらず、実際には症状は出ないというケースが、3分の1に及びます。スノードン博士は、このような人たちを「脳に強い抵抗力があり、症状が表に出るより先に寿命を迎えた人」、つまり逃げ切った人たちと呼んでいます。「抵抗力」、これこそがレジリエンスです。

若いときの勉強は、歳をとっても脳に保護的に働き、抵抗力をつけてくれるのです。勉強や教育の重要性、**規則正しい生活の大切さ**がわかる事例といえるでしょう。

## ネットの細切れの文章より、一冊の本を通して読む

歳をとってからでも、勉強すると認知症になりにくくなるというデータもあります。日々勉強することを軽く見ず、新しい知識を学ぶようにしましょう。

スノードン博士は、修道女の脳の研究を経て、ボケない脳のためには本を読むこと、言語の力をつけることが大事だと結論づけています。若いうちから本を読み、文章を書く習慣をつけることが「脳の抵抗力」をつけることになる。

インターネット上の細切れの文章より、一冊の本を読むこと。日記やブログなど、**できるだけ語彙の豊富な文章を書く**ことでボケにくくなります。

# 4章

# 腸内フローラの活躍でがんは治せる

# 44 胃が美しい人ほど長生きできる

## 健康な胃にはRACサインがある

胃がきれいな人は長生きします。これは、年間5000人もの患者さんの胃腸を内視鏡で見ている臨床医としての実感です。胃や腸が美しい人は病気になりにくく、胃や腸が荒れている人は病気になりやすい。骨がもろかったり、血圧が高かったり、認知症になりやすかったりします。なかでもがんが多いため、寿命が短いのです。

長生きする人の胃は、きれいなピンク色をしています。胃粘膜がしっかりと張られ、**粘液がびっしりと粘膜をコーティング**しています。ピカピカと光沢があり、内視鏡の先から放射される光を反射するほどみずみずしいのです。

よく粘膜を観察すると、赤い点々の模様が見えます。これを「RAC（ラック）サイン」と呼びます。RACサインがあれば、健康で炎症のない胃です。RACサインをよく拡大して観察すると、その本態は毛細血管が粘膜から透けているものだとわかります。もし胃に炎症が生じていれば、RACサインは見えなくなります。

## 萎縮性胃炎で胃に腸の粘膜が発生する

日本人の胃は、とくに荒れています。50〜60％の人の胃に炎症（胃炎）があります。胃炎は、病的な老化やがんの引き金になります。

長生きできない典型的な胃は、褐色調に変色し、色あせています。変色した粘膜を「萎縮性胃炎」と呼びます。原因はピロリ菌感染です。

萎縮性胃炎の問題は色だけではありません。粘膜自体がペラペラに薄くなってしまっているのです。これは**長引いた胃炎の結果、粘膜が荒廃し、細胞の数が減ってしまう**ためです。正常では見えないはずの、粘膜の下にある太い血管まで透けて見えるようになります。

ピロリ菌に感染した胃の粘液はべたべたと粘調になり、白く濁っています。胃の粘膜に黄色いコレステロールが沈着します。

萎縮性胃炎の面積が広い人ほど、胃がんの発症率は高まります。まず胃の細胞の遺伝子に傷がつきます。それから、本来ツルツルしているはずの胃粘膜に凹凸ができます。これを「腸上皮化生《ちょうじょうひかせい》」と呼びます。

胃には、胃に固有の細胞が張っているのですが、胃炎が長くつづくと、小腸や大腸の粘膜に似た「腸の粘膜」が胃にできてしまうのです。内視鏡で見て、本来ツルツルしている胃がデコボコしてきていたら、それが腸上皮化生です。

腸は胃とは異なり、栄養を吸収する臓器です。胃に腸上皮化生ができてくると、発がん性物質を含めたさまざまな有害物質まで吸収してしまいます。それが胃がんを発生させるのです。

私たちができるのは、**胃炎の原因をとり除き、胃の腸化を防ぐ**こと。胃炎を決してやりすごしてはいけないのです。除菌すると8~9年と長い時間は必要ですが、またピンク色の胃粘膜が再生してきます。葉酸やビタミン$B_{12}$などのビタミンの吸収もよくなり、ビタミンCの胃液への分泌も正常化します。胃液もサラサラしてきれいな透明になります。

国民総除菌の時代が来ました。ピロリ菌に感染していないか調べ、あるなら除菌して美しい胃をとりもどしましょう。

レジリエンスを高めるには、**まず胃をきれいにする**ことです。

# 45 胃炎の人が塩分をとりすぎると、胃がんの発生率は3倍に増える

## 東アジア型ピロリ菌は胃潰瘍、胃がんを招く

胃がんは、世界じゅうの患者のうち、なんとその60％が、中国、日本、韓国の3か国に集中し、「東アジアの風土病」とまで呼ばれています。

現在、毎年10万人以上の日本人が胃がんにかかっており、そのうち5万人が命を奪われています。それに対して、**胃がんはアメリカでは非常にまれな病気**なのです。胃がんは感染しない、と思っているかもしれませんが、胃がんはピロリ菌（ヘリコバクター・ピロリ菌）による「感染症」です。

日本を含む東アジアで胃がんが多いのは、毒性の強い東アジア型ピロリ菌に感染し

ているためです。欧米人が感染する欧米型ピロリ菌には、あまり毒性がありません。ところが東アジアに蔓延《まんえん》しているピロリ菌は、胃がん、胃潰瘍、十二指腸潰瘍などを引き起こしやすい *cagA* 遺伝子を持っています。

ちなみに、同じ日本でも、本州では東アジア型ピロリ菌に感染している人が多いのに対して、沖縄県で見られるピロリ菌は欧米型。沖縄県は、日本でも胃がんの少ない県として知られています。

## 両親、祖父母の口移しがピロリ菌の感染源

胃がんは感染症です。もし中学卒業時を目処《めど》に全員胃がん検査を受け、ピロリ菌がいたらその時点で**除菌してしまえば、将来の胃がんをほぼ100%防ぐ**ことができます。ピロリ菌感染は、これまで日本人が先代から受け継いできてしまった負の遺産です。なぜならピロリ菌は親から子へ「口移し」で感染するからです。

ピロリ菌は、日本に上下水道が発達していなかった当時、井戸水や川などの汚染された水から感染していました。昔は畑のこやしに人糞などを使っていましたから、よ

く洗っていない野菜などからも感染していたのです。

現在の日本の衛生状況は大きく改善されました。その結果、今の川や井戸水でピロリ菌の遺伝子検査（ＰＣＲ検査）をしてもピロリ菌は検出されなくなりました。残る日本人のピロリ菌の感染経路としては、一番が親から子への伝播《でんぱ》なのです。

胃がんを撲滅させるためには、小さい子に親が噛んだものを与えるという風習を、禁止しなければなりません。親だけにとどまらず、**祖父母の世代からの感染も要注意**です。おばあちゃんがピロリ菌に感染していると、孫のピロリ菌感染率はぐっと高まります。両親、祖父母の両世代が感染源とならないように、注意する必要があります。

## なぜ東北地方には胃がんが多いのか？

また、ピロリ菌とともに注意したいのが塩分です。

ピロリ菌に感染していない人が塩分を多めにとったところで、高血圧にはなっても胃がんにはなりません。しかしピロリ菌に感染している人が高塩分食をとっていると、感染していない人に比べて3倍も胃がんになりやすいのです。

ひと昔前は、「米を食べるとがんになりやすい」と噂されることがありました。米の産地である**秋田、岩手、山形、新潟などで、胃がんになる人がとても多かったた**めです。

のちにこれは、ピロリ菌と塩分との関係だということがわかりました。米とは無関係だったのです。米どころである東北地方の人たちは、漬物や塩漬けした魚などを多く食します。ピロリ菌感染と食塩のとりすぎによって、胃がんが発症しやすくなるのです。

ピロリ菌感染を防ぎ、または除菌し、塩分を控えれば、胃がんはぐっと減らすことができます。ピロリ菌を除菌すると、胃がんの発生は3分の1まで減ることがわかっています。

# 46 胃炎を改善するブロッコリーはがんにも効く

## 胃炎を軽んじる医師とは距離を置くべき

胃は全身の臓器と関連し、がんにも影響しているのです。

もう、**たかが胃炎と考えられていた古い医学**を、捨てなければなりません。私は、消化器内科を専門に診療していますから、ほかの病院で見逃された胃がんや十二指腸がん、潰瘍などを見つけることが多々あります。

胃炎が体をダメにすることがここまでわかっているにもかかわらず、胃炎を放置する医師がたくさんいます。私の患者さんがある病院の外科にかかったときのことです。自分に慢性胃炎があることを医師に話すと、医師は半ば怒鳴り気味にこう返したそうです。

「慢性胃炎なんて誰にでもあるんだよ！　そんなものあってもどうってことはない」

慢性胃炎が重大な病気ではないということを、30分も述べたのだそうです。この医師は、慢性胃炎に関する世界中の医学論文をまったく読んでいなかったのでしょう。

まだまだ胃炎を軽んじる不勉強な医師がたくさんいます。よく知りもしないのに、いい加減な説明をする医師とは距離を置くべきです。これからの時代は、**自分で主治医を選ぶ目を持つ**ことが、健康長寿には欠かせません。

## ピロリ菌は3000円で検査できる

胃炎の原因はピロリ菌という細菌です。ピロリ菌に感染すると100％慢性胃炎を起こします。しかしほとんどが無症状なので自分から調べないとわからないのです。

胃炎は、多くは5歳未満、遅くとも11歳くらいからはじまります。日本人の6割が胃炎だといわれていますから、多くの人が何十年間も無自覚のまま胃炎を放置しているのです。症状が出ている場合は、かなり胃炎が進行しているとみていいでしょう。

慢性胃炎を長く放置していると、やがて胃がんを引き起こすのです。

自分が慢性胃炎なのかどうか、ピロリ菌に感染していないかどうかを知るには検査するしかありません。簡単な血液検査なら3000円程度でおこなうことができます。もし感染していたら、ただちに除菌すべきです。2013年2月から、ピロリ菌感染による慢性胃炎に保険が適用されるようになりました。除菌は抗生物質を1週間ほどのんでおこないます。

ただ、ピロリ菌の除菌は、全員がこの方法で成功するわけではありません。これまでの1回目の成功率は70％程度。2回目の除菌で90％が成功します。1回目と2回目の除菌の間隔を半年以上あけてしまうと、成功率は下がります。1回目で失敗して完全に除菌できなかったとしても、ピロリ菌は弱り、菌の数は減っていますから、**6か月以内に間髪を容れず2回目をおこなう**のがおすすめです。

また、最近は新型のタケキャブという胃薬を使った除菌で、1回で92・6％の成功率を示す除菌法も出ています。まずは医師に相談しましょう。

## 胃にやさしいキャベツはがんもおさえる

ブロッコリーにはさまざまなアンチエイジング効果がありますが、**胃炎を招くピロリ菌を死滅させる働き**もあります。

ブロッコリーに豊富に含まれる「スルフォラファン」という成分が、ピロリ菌が引き起こす胃炎を改善してくれるのです。

日本人の2人に1人が、ピロリ菌に感染しています。やがて胃がんにつながるかもしれない胃炎にならないためにも、ブロッコリーをとるようにしましょう。

ブロッコリーは、アメリカ国立がん研究所が発表している、がんを予防する食品リスト「デザイナーフーズ・ピラミッド」にもあげられています。胃がん以外のがんに

— デザイナーフーズ・ピラミッド —

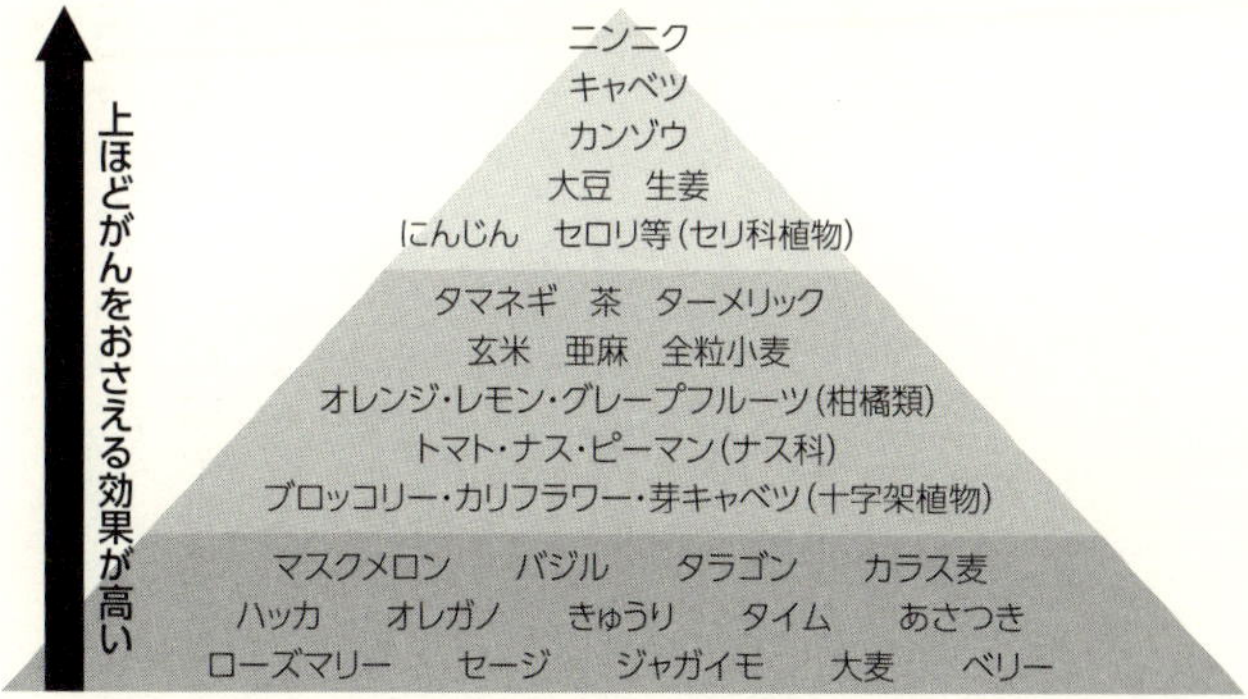


出典:アメリカ国立がん研究所「デザイナーフーズ」をもとに作成

も高い予防効果があるのです。

お気づきかもしれませんが、**胃によい食品は、がんの予防にもいい**のです（キャベツ、ブロッコリーなど）。胃を整えることはがんをおさえ、全身の健康を整えることにもつながります。ひいては、さまざまな病気をはねつけ、病気になってもまたすぐに回復するレジリエンスを身につけることになるのです。

47

# 腸内フローラの状態をよくすると全身の免疫力がアップする

## 腸内細菌の数は100兆個、1・5キログラムの重さがある

私は毎日たくさんの患者さんの大腸を内視鏡で見ていますが、**健康な人の腸は美しい**ものです。柔らかく、みずみずしく、憩室《けいしつ》（腸のなかにできたくぼみ）が少ない。美しい腸を保つためには、腸内細菌を整えることが大切です。

腸の環境は、私たちの健康に大きな影響を与えています。腸のなかにはさまざまな腸内細菌がすんでいますが、その細菌の集まり「腸内フローラ」の環境がわるくなると免疫力が落ち、がんにもなりやすくなります。

腸内環境を整えるときによく知られているのが善玉菌を増やすことです。腸内細菌

の数は100兆個で、重さにすると1・5キログラムに相当します。腸内細菌の遺伝子の数は、ヒトを形作る細胞の遺伝子数の100倍以上もあるのです。腸内細菌は腸内フローラと呼ばれる生態系をつくっていて、まさにひとつの臓器といえます。

この腸内細菌のなかに、善玉菌と悪玉菌がいます。ヒトの腸内フローラのなかでもっとも数が多いのが、バクテロイデスとファーミキューテスです。この2種類が腸内フローラを構成する菌の種類。このなかで善玉菌と定義されるのが、ビフィドバクテリウムとラクトバチルスです。

これらの善玉菌をとると、免疫力がアップします。具体的にはナチュラルキラー細胞という、がん細胞や細菌と戦ってくれる細胞の活性が上がるのです。また、**ストレスや緊張ですぐに下痢や腹痛を起こす過敏性腸症候群**の患者さんにも効果が確認されています。下痢や腹痛が減ったり、クロストリジウムという悪玉菌が減り、ビフィドバクテリウム（善玉菌）が増えることが確認されています。

## 納豆、味噌、キムチの善玉菌が寿命をのばす

善玉菌を増やすには、納豆、味噌、キムチなどの発酵食品をとるのがおすすめです。

韓国の人はキムチをたくさん食べますが、韓国人の子どもの便や、キムチから分離した乳酸菌が、リンパ球を増殖させたり、善玉のインターフェロン（腫瘍細胞の侵入に抗するタンパク質）の分泌を促進させるなどして、**免疫力を向上させて、線虫の寿命を延長させる**という結果が報告されています。

最近ではドラゴンフルーツから分離した乳酸菌を、高脂肪食で育てたマウスに与えると、抗肥満効果が見られ、血糖値やコレステロール値が下がることもわかってきました。

## 同じものばかりくり返し食べると免疫力が下がる

発酵食品をとるより、もっと簡単に腸内の状態をよくして、免疫力をアップさせる方法もあります。

「同じものばかりをくり返し食べない」ということです。多種多様のさまざまなものを食べる、という食習慣が免疫力を上げるのです。

腸内細菌は、私たちが食べものからとった食物繊維をエサとして増え、腸内で生活しています。腸内細菌の種類がたくさんあればあるほど、**腸の粘膜のバリア機能がしっかり働き、免疫力が上がる**のです。

この多様性が、腸の健康を保つうえで必要なのです。

同じものばかり食べている人の腸をのぞいてみると、腸内細菌の種類が減り、似たような数種類の細菌しか育たなくなっています。こういう状態を「腸内細菌の乱れ」「ディスバイオーシス（Dysbiosis）」と呼びます。ディスバイオーシスの状態の腸では、腸の粘膜のバリア機能が落ちてしまいます。

腸内の粘膜細胞と粘膜細胞のあいだには、タイトジャンクションと呼ばれる結合があり、細胞同士が手をつないでいます。この握手によって、細胞は腸の粘膜のなかに細菌が侵入できないように「通せんぼ」をしてバリアをつくっているのです。腸の粘膜は、つねにたくさんの細菌と接していますが、腸の粘膜が正常であれば細菌が感染してわるさをすることはありません。これは、腸のバリア機能が正常に働いているからです。

同じものばかり食べていると腸内細菌の種類が減り、ディスバイオーシスになります。細胞と細胞の〝手と手の結びつき〟が弱くなり、細菌の侵入を許すことになります。これが腸のバリア機能の低下です。腸の粘膜のなかに細菌が侵入しやすくなるため免疫機能が落ちてしまいます。

このように、食べもののとり方しだいで腸はかわります。善玉菌を増やしたり、腸そのものを強くし、がん予防で寿命をのばすことができるのです。できるだけいろいろな種類の食べものを食べましょう。

## アスパラ、山いも、味噌、キムチを組み合わせて

腸内細菌を元気にする食品は、アスパラ、ごぼう、山いもなどの食物繊維の多いもの。前述の納豆、味噌、しょう油、こうじ、キムチなどの発酵食品です。

これらの食品を、できるだけ多くの種類を組み合わせて食べましょう。何を食べるのかと同じくらい、種類に注意します。会席料理のように、**たくさんの種類の食べものを、少しずつとる**ことが重要なのです。

# 48 乳がんの予防には、スカートのサイズとほくろの数をチェックする

## 腸内フローラが多様なほど乳がんのリスクは減る

さまざまな腸内細菌を持っていると、乳がんのリスクも減らすことができます。体内を循環する女性ホルモンのエストロゲンとその代謝物の割合が、閉経後の乳がん発症リスクと関連しています。

米国内分泌学会では、腸内細菌が豊富な閉経後の女性は、**エストロゲンの代謝がよくなり、乳がんリスクが低下する**という研究を報告しています。この研究は閉経した女性60人（年齢55〜69歳、6〜8週間前におこなったマンモグラフィは正常）を対象に、便と尿を採取し、便中細菌と尿中エストロゲン代謝物の相関を検討した研究です。

その結果、腸内フローラが多様な女性ほどエストロゲン代謝物の濃度が濃く、乳がん発症リスクが低いことが示唆されました。

腸内フローラを構成する腸内細菌の多様性が、消化を助けるとともに、このエストロゲンの代謝にも影響し、乳がんにもかかりにくくする可能性があるのです。

## 若いときにやせていて、中年から太る人は要注意

乳がんに関しては、**見た目でもリスクがわかる**ことがあります。

私が注目しているのは、スカートのサイズです。聴診器を当てるときに、女性のスカートのタグをチェックします。決して「エッチ！」なんて言わないでください。そういう気持ちで見ているのではありません。

スカートのサイズが、乳がんリスクに関連することがわかってきたため、確認しているのです。

イギリスの卵巣がん研究で、閉経後の9万人以上の女性のデータを解析したところ、20歳代半ばから60歳代半ばまでのあいだ、スカートのサイズが10年間でワンサイズ

アップすると、乳がんのリスクが3割上昇することがわかりました。

これまでにも、背の高い女性はがんになりやすいということもわかっていました。身長が10センチ高くなるごとに、がんのリスクは約16%上昇します。スカートのサイズの場合、それ以上の割合です。ワンサイズアップで33%、2サイズアップでは77%もリスクが上がります。

乳がんは若いときにやせていて、中年にさしかかって太る人にできやすいのです。若いときにダイエットをしすぎていて、**加齢とともに油断して太ってしまった**、こんなタイプはもっとも注意が必要です。

太っていると、乳がん以外に、子宮がん（体部）、食道がん、大腸がん、胆のうがん、腎臓がん、白血病、頸部がん、甲状腺がん、卵巣がんのリスクも上昇します。肥満とがんは切っても切れない関係にあるのです。

## 歳とともにほくろの数が増えてきた!?

女性にはほかにも、乳がんのサインが出やすいところがあります。肌です。それもほくろの数に注目します。ほくろの数が多い女性には乳がんが多いためです。

欧州の10か国、50万人以上の参加者による解析によれば、ほくろのない女性に比べて、ほくろがある女性では、その数が増えるにしたがって乳がんのリスクが高くなります。

昔から、**ほくろは女性ホルモンと関係がある**といわれてきました。乳がんは女性ホルモンと関係があるので、このような現象が見られるのです。

ほくろが加齢とともに増えてきた、と思う人は、より注意して乳がん検診を受けてください。

これらのサインが出ていたら、より一層腸内細菌を整える食生活を心がけてください。

# 49 他人の便をカプセルに入れてのむ便移植で腸を改善

## 他人の便を盲腸に入れてまく治療法

腸内細菌の乱れがある人に対して、米国ではユニークな治療がおこなわれています。なんと「他人の便」を移植するのです。この便移植は、**米国では保険適用になっている治療**です。

腸内細菌が乱れている人に、健常者の便をカプセルにしてのませます。ほかにも大腸内視鏡を使って、盲腸まで挿入し他人の便をまく、という治療法もあります。

もっとも典型的な腸内細菌の乱れは、抗生物質の使用によって起こります。肺炎や腹膜炎などがあり、強い抗生物質を点滴していると、病気を起こしている有害な細菌が死ぬだけでなく、腸内の善玉菌も死んでしまうのです。

そのため、ほとんどの菌が死滅し、クロストリジウム・ディフィシルという細菌のみが生き残ります。この細菌が繁殖し、「偽膜性腸炎」という病気を引き起こします。腸内に膜が張ったような特殊な腸炎が起こり、ひどい下痢がつづいたり、血便や発熱などが起こります。

## 偽膜性腸炎、潰瘍性大腸炎に便移植が有効

米国では、年間50万人が偽膜性腸炎を発症し、3万人が死亡しています。この腸炎に対して施される治療が「便移植」なのです。1〜2回の便移植をするだけで、90%以上が完治し、大変高い効果をあげています。

ほかにも潰瘍性大腸炎という難病指定の病気があります。遺伝子や感染症などが原因と考えられていますが、まだ原因が特定されないために、特定疾患に指定されている病気です。

この腸炎も、**腸内細菌の乱れが原因のひとつ**だと考えられています。日本では、潰

瘍性大腸炎の患者さんに対して便移植がはじまっています。慶應義塾大学で治験がおこなわれている段階ですが、問題は便を扱うためC型肝炎ウイルスやＨＩＶウイルス、梅毒などの感染症をじゅうぶんに排除する必要があることです。

また、自分以外の便を体内にとり込むことから、心理的な抵抗がある患者さんもいます。この場合、自分の親やきょうだいなど二親等以内の近親者や配偶者の便を使うようにしています。

米国ではカプセルに入れて便をのむことができますが、薬事法の問題で便は薬なのか、サプリメントなのか、もめたことがあります。現在は、薬の扱いになっています。

健康な人の便１００グラムのなかには、さまざまな種類の１００兆個の腸内細菌が含まれています。対して**同じ量のヨーグルトには、たった1種類の乳酸菌が200億個**です。便移植は文字どおりケタ違いに有効なのです。

便を移植することで病気が治るほど、腸内細菌を整えることは重要です。腸内細菌自体が、もはやひとつの臓器だと考えてもいいでしょう。

# 50 アルコールを飲まなくても肝臓がんになる

## 糖尿病の死因の第1位はがん

肥満による肝臓がんが増えています。

肥満の人は肥満でない人に比べて、5倍の危険度で肝臓がんになりやすいのです。消化器系のがんができる部位には、**肝臓**、**膵臓**、**胃**、**食道**、**大腸**、**胆のう**などがありますが、これらはすべて肥満と関係があります。やせてくるのは、がんが末期になってからです。

とくに糖尿病の死因の統計をとり、がんを合計すると、トップに躍り出ます。糖尿病というと狭心症や心筋梗塞、脳梗塞などの血管の病気（虚血性心疾患、脳血管障害）で亡くなるケースが多いという印象があります。しかし、糖尿病を患っていて、さらに肝臓がん、肺がん、膵臓がん、胃がんなどのがんで亡くなった人の数を合計すると、血管の病気で亡くなった人よりずっと多いのです。

なかでも消化器系のがんは多く、肝臓がんが増えています。

糖尿病の患者さんだけでなく、最近では脂肪肝の患者さんが激増しています。脂肪肝は、肝臓に中性脂肪がたまった状態のことを指します。この脂肪肝があると、肝臓がんになりやすいことがわかってきました。

これまで肝臓がんといえば、B型肝炎ウイルス、C型肝炎ウイルスなどの肝炎ウイルスに感染していない限りなるものではないという認識でした。ところが脂肪肝も肝臓がんの発症に影響があるのです。

アルコールも飲まないのに、肝臓に炎症が起こり、GOT（AST）、GPT（ALT）という肝機能の数値が上昇してくるタイプの病気があります。この病気は、太っている人に多く、脂肪肝が引き金となって炎症がはじまります。病名は「非アルコール性脂肪性肝炎（NASH）」。NASHを患った5～20％の人が肝硬変に進み、やがて肝臓がんを発症します。肥満から**肝硬変になり、ゆくゆくは肝臓がんになる**のです。

現在の日本や米国のような飽食の国では、子どもにもNASHが見られます。高カロリーのコンビニ食やファストフードは、その一因になっています。

## 肥満の腸内細菌には「2次胆汁酸」をつくる細菌が多い

太っていると肝臓がんになる原因のひとつに、腸内細菌の存在があります。

やせている人と太っている人とでは、腸内細菌の内容が異なるのです。太ったマウスの腸内細菌を、やせたマウスに移植する研究があります。腸内細菌を移植しただけなのに、やせたマウスは太りはじめました。

そしてその太りはじめたマウスの腸内細菌を調べてみると、胆汁を分解して有害な「2次胆汁酸」をつくる細菌が増えていることがわかってきたのです。2次胆汁酸こそ、肝臓に有害で肝臓がんをつくる元凶なのです。

腸のなかで**腸内細菌がつくり出した2次胆汁酸**が、血管を通って肝臓まで運ばれます。これが肝臓がんを発生させます。

## タマネギのケルセチンが脂肪肝を改善

現在、2次胆汁酸に対する抗体をつくり、薬としてのめるようにしようとする研究がおこなわれています。使える薬としては、胆石を溶かしたり、肝炎の治療薬として使われているウルソという薬があります。古くから使われていて安価で安全。有害な2次胆汁酸を排泄《はいせつ》できることがわかっています。

薬以外でも、ふだんの食生活のなかでも予防することができます。

それは、**タマネギをたくさんとる**ことです。

タマネギに含まれているケルセチンという成分が、脂肪肝を改善する可能性が高いと考えられています。

## 1日手のひら1杯の素焼きナッツをとる

また米国肝臓学会の治療ガイドラインでは、NASH治療の第一選択薬はビタミンEです。ビタミンEは子どものNASHにもよく効きます。ビタミンEの多い食事も心がけましょう。おやつやお酒のつまみには、**ビタミンEが豊富なナッツがおすすめ**です。

ナッツはほかにもアンチエイジングに重要な食べものであることがわかってきました。世界的に権威のある医学誌「ニューイングランド・ジャーナル・オブ・メディシン」では、ナッツを頻繁に食べる人は総死亡率が低いことが報告されています。ナッツ好きの人は、がん、心臓病、呼吸器疾患にかかりにくいのです。

アーモンド、ヘーゼルナッツはビタミンEがとくに豊富です。くるみはナッツのなかでもオメガ3系の脂肪酸が多く、その一種のα-リノレン酸が血液をサラサラにして、脳梗塞や心筋梗塞を予防します。カシューナッツは亜鉛が豊富で疲れを軽くします。

ナッツ類のカロリーを気にする人もいますが、ナッツを食べる頻度が高いほど、BMIが低く、糖尿病の発症が減り、大腸がんが減ることが報告されています。量は1日手のひら1杯程度。塩分の少ない素焼きのナッツがおすすめです。

# 51 魚の油・EPAでがんの原因・炎症をとり除く

## EPAはテロメアを長くし、寿命をのばす

がん細胞の増殖をおさえる成分としてよく知られているのがEPA（エイコサペンタエン酸）です。これは青背の魚に含まれる成分で、オメガ3系の不飽和脂肪酸というカテゴリーに分類されます。

EPAががんに効くのは、**炎症をおさえる力**があるからです。

がんは慢性炎症の結果生じます。たとえば長期間胃炎がつづくと、胃の細胞のDNAに傷がつき、胃がんができます。慢性肝炎がつづけば、肝臓がんが生じます。

EPAは、「NF-κB（エヌ・エフ・カッパービー）」というがんが転移するとき

に働く炎症性の転写因子をおさえます。大腸がんや乳がんの転移をおさえる効果があることがわかっています。

また、細胞分裂の切符と呼ばれ、その細胞の寿命を決める「テロメア」にも影響を与えます。テロメアはその長さで、細胞としての寿命が決まります。EPAはテロメアを長くし寿命をのばす効果が期待されているのです。

EPAは、**青背の魚からとる**ほか、市販のサプリメントからもとることができます。医薬品としては、「エパデール」という名前で、一般的に中性脂肪値を下げる薬として使用されています。

## アスタキサンチンは内臓脂肪を燃やしてくれる

EPAのほかにも、NF-κBをおさえ、無症状でかつ慢性的につづく炎症をとめるさまざまな成分があります。いずれもサプリメントで市販されています。

・レスベラトロール（ぶどうの皮やピーナッツの薄皮などに含まれるポリフェノール

の一種）
・アディポネクチン（人間の脂肪細胞から分泌される善玉ホルモン）
・クルクミン（ウコンの黄色色素）
・ピクノジェノール（フランス海岸松という松の樹皮から抽出されるポリフェノール）
・アスタキサンチン（いくら、かに、さけ、えびなどの赤い成分）
・グルコサミン

なかでもアスタキサンチンは、さまざまな食品からもとることができる成分です。日常運動にアスタキサンチンを併用すると、内臓脂肪を減少させることがわかっています。運動しながら、さけやえびをとると、脂肪が燃焼しやすくなるのです。アスタキサンチンのすばらしいところは、脳の血液脳関門というフィルターを通過でき、脳にも達し、**脳細胞や目にもダイレクトにいい影響を与える**ことができる点です。

また、レスベラトロールは、赤ワインをグラス1～2杯くらいのわずかな量（10マイクロモル）程度で乳がん発症予防効果があることが示唆されています（Cancer

Prev Res. 2008 Jul;1(2):135-45. J Nutr. 2010 Sep;140(9):1607-14.)。

前述の**心臓病のリスクを下げる地中海食**では、赤ワインは1週間にグラス7杯以上の摂取がすすめられています。体のなかでくすぶる炎症をとり除き、病気にならないレジリエンスを高めましょう。

## 52

# 運動で大腸がんの発生率が50%以下になる

## 運動でSPARCを放出させ、大腸がんを防ぐ

大腸がんの一番のリスクは運動不足です。運動は、化学物質により発生する大腸がんを半分以下におさえることがわかっています。

アゾキシメタンという発がん性物質を、2回ラットに注射すると、人工的に大腸がんをつくることができます。しかし、このラットを運動させると、発がん性物質を注射されたにもかかわらず、大腸がん発生の割合が50%以下になるのです。

大腸がんだけでなく、**小腸や肝臓にできるがんまで抑制**されます。

これは、運動が大腸における炎症をおさえるためです。

大腸がんを引き起こす原因となるのは、大腸における炎症です。運動は、**大腸の炎症を悪化させるTNF-αやサイトカインの分泌**をおさえてくれます。

運動のなかでも、とくに筋肉を使った運動をすると、筋肉からSPARC（スパーク）というタンパク質が放出されます。このSPARCに、大腸がんの発生をおさえる効果があるのではないかと考えられています。

大腸がんは、がんのなかでも男性では第3位、女性では第1位と罹患率が高いがんです。誰もがなる確率の高いがんを、運動で予防できるのですから、運動を習慣としてとり入れない手はありません。

これまで述べてきたように、1日15～100分の有酸素運動は、アンチエイジングや認知症予防にもなります。がん予防としても認められている、確実な健康法なのです。

53

# おでこと頭頂がうすい人は前立腺がんに注意

## 脱毛がある人は前立腺がんを誘発する確率が39％も高い

将来自分ががんになるかどうか、誰もが不安に感じるところでしょう。

今は医療技術が進歩し、**がんは助からない病気から、治療できる病気へ**とかわってきました。

治療して、予後をよく保つためには、まず早期発見することです。そのためにはあらゆる角度から、がんの前触れに注意しておくことが大切です。

見た目でわかるがんのサインのなかで、最近判明したものが「脱毛」と「前立腺がん」の関係です。前立腺がんになりやすい人に、ある共通の毛髪のパターンがあることが判明したのです。

前立腺がんのなかで、とくに悪性度の高い高悪性の前立腺がんになりやすいパターンは**45歳時に前頭部と頭頂部の脱毛が、ある特定の形をなす脱毛者**に多かったのです。

米国で1993～2001年に登録された約4万人の男性のデータを調べたところ、このパターンの脱毛がある人は、脱毛がない人に比べて高悪性の前立腺がんを誘発する確率が39％も高いことがわかりました。

このような脱毛を持つ男性は、前立腺がんに対する予防にはやめに取り組んだほうがいいでしょう。

前立腺がんは、PSA検査（腫瘍マーカー検査）という血液検査を含め、現在、

[前立腺がんになりやすい脱毛パターン]

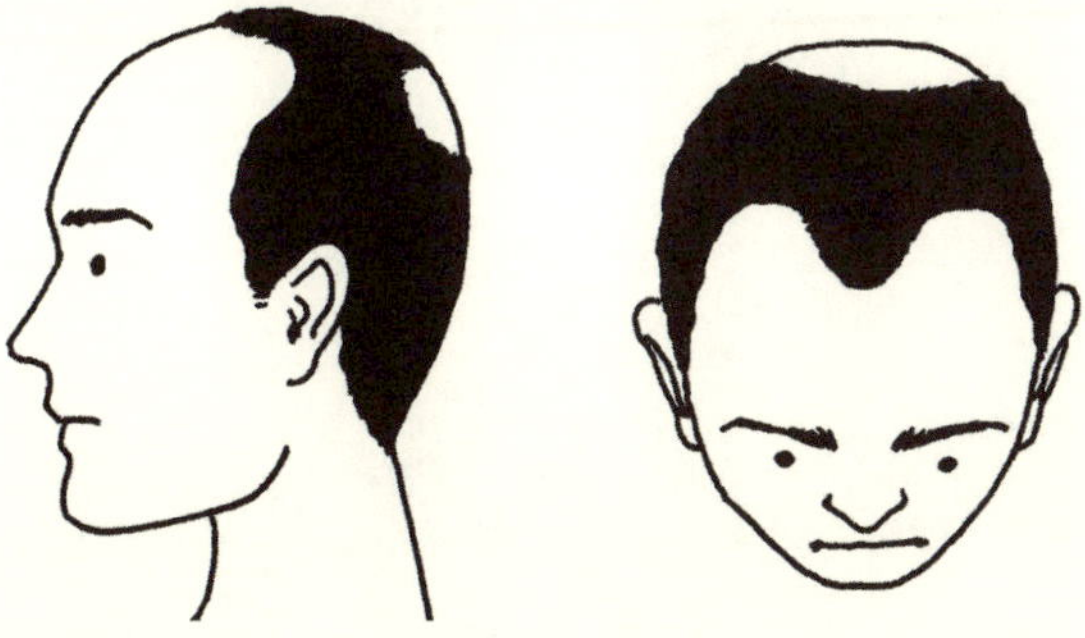

45歳時点で、額がM字型に後退し、頭頂から後頭にかけてO字型にうすくなる脱毛パターンの人は、前立腺がんに要注意。

病院で簡単に調べることができます。50歳をすぎたらPSA検査を受けて、早期発見につとめましょう。

## カレーとトマトで前立腺がんが予防できる!?

ちなみに前立腺がんの予防には、カレーとトマトがいいといわれています。カレーに含まれるクルクミンは、前立腺がん細胞の数を減らすことが、培養細胞レベルでわかっています。また、トマトのリコピンも効果があります。トマトをよく食べる**イタリア人の男性には、前立腺がんや前立腺肥大症が少ない**のです。積極的に食事にとり入れるといいでしょう。

# 54 がんと診断されたら漢方薬・十全大補湯を服用する

## 十全大補湯はがんの転移をおさえる

もしあなたががんと診断されたとき、手術や放射線療法、副作用の心配される抗がん剤を使って治療にのぞみますか？

なかには一切の治療を拒否する方もいらっしゃるでしょう。完全にがんと闘わないという選択肢もありますが、その前にがんと闘うのではなく「うまく付き合う」方法も視野に入れてみてください。

うまく付き合うためにおすすめするのが「漢方薬」です。

がんの**転移をおさえる効果のある漢方薬**があります。

それは「十全大補湯《じゅうぜんたいほとう》」です。

十全大補湯は、もともと**病後の体力低下やだるさ、食欲不振などに効果**があり、長く使われてきた歴史のある漢方薬です。最近では、がん細胞をおさえる効果があることが科学的に証明されています。

ひとつ目の実験では、大腸がん細胞を肝臓に入る門脈という血管のなかに移植したマウスをつくります（肝転移モデルマウス）。このマウスに、大腸がん細胞を移植する1週間前から十全大補湯をのませておくと、転移をおさえることができました。

2つ目の実験では、メラノーマというがん細胞をマウスに投入します。メラノーマとは、悪性黒色腫とも呼ばれ、皮膚にできるほくろとよく似た黒い色のがんです。このメラノーマの細胞をマウスのしっぽに注射するのです。すると、数週間で肺に転移し、がん細胞で肺が真っ黒になってしまいます。ところが、十全大補湯をエサに混ぜて与えていたマウスの肺はピンク色で、転移が極めて少なかったのです。

## ナチュラルキラー細胞が活性化し、がん細胞をおさえる

この結果は実験マウスによるものですが、十全大補湯は実際にヒトに対する治療でもすばらしい結果が得られています。

十全大補湯の効き方をよく調べてみると、まずナチュラルキラー細胞（ＮＫ細胞）という**がん細胞を攻撃する免疫細胞が活性化**し、その結果がん細胞がおさえられるということがわかりました。

がん細胞が転移していくときには、がん細胞が栄養を確保するための「血管新生」と呼ばれる、がん細胞を養う血管が増える現象が必要になります。がんの周囲に新しい血管ができていくのです。

しかし十全大補湯は、ＶＥＧＦ（Vascular Endothelial Growth Factor）と呼ばれる血管新生が起きるときに必要な血管内皮細胞増殖因子（糖タンパク質）の産生をおさえたり、血管新生自体に必要なＣＤ31と呼ばれる糖タンパク質の産生をおさえ、がんの転移をおさえるのです。

以前から抗がん剤として使われている薬に「ベバシズマブ」という分子標的薬があります。これはＶＥＧＦを標的にしたがん細胞の血管新生阻害剤です。十全大補湯は、こういった抗がん剤のような副作用はありません。また、がん特有の全身のだるさ、食欲不振なども軽減してくれる効果があります。

がん治療には、こうした漢方薬で「がんと付き合う」方法もあります。がん治療は「治療をするか、しないか」という0か100かで決められるものでもありません。その中間を選ぶ、中庸の道もあります。抗がん剤治療をしないからといって、がん特有のつらい症状をやわらげてくれる薬まで固辞し、がまんしなくてもよいのです。

## 漢方薬がインターフェロンγやインターロイキン12を産出

ほかに「補中益気湯《ほちゅうえっきとう》」「人参養栄湯《にんじんようえいとう》」などの漢方薬もがんに効果的です。

補中益気湯にも、**大腸がんの肝転移に対する予防効果**が報告されています。十全大補湯同様に、ナチュラルキラー細胞という免疫細胞を活性化し、大腸がんの転移をおさえる効果があるのです。

人参養栄湯には、肺がんのリンパ節への転移をおさえる効果があることがわかっています。

これらの漢方薬には、ナチュラルキラー細胞やマクロファージといった免疫に関わる細胞を活性化し、インターフェロンγやインターロイキン12という腫瘍に対抗する物質（抗腫瘍性サイトカイン）を産出させ、がん転移をおさえる働きがあります。

それぞれの漢方薬が効くメカニズムは異なります。ほかの漢方薬、**西洋医学での治療との併用**もできます。さまざまな効能を持つ薬を、ハーモニーのように組み合わせることで、治療をより一層スムーズに進めていける可能性が高まります。

## 漢方薬でがんと共存の可能性

今まで科学的に検証されることが少なかった「漢方薬が体に効くメカニズム」ですが、現代の分子生物学的なアプローチによって「科学のメス」が入り、いくつもの科学的根拠が得られるようになってきました。

医者が患者さんのがんをどう治療するかアドバイスすることはできます。しかし、決断するのはあくまで患者さんです。漢方薬もひとつの選択肢なので、ぜひその際は考えてみてください。

このような抗がん効果は、大腸がんや肺がんだけにとどまりません。学会では次のような症例も報告されています。
以下は、十全大補湯に関するヒトでの効果報告です。

### 1　胃がんが消えた

スキルス胃がんが見つかり、胃を全部摘出した中年男性がいます。がんは胃粘膜のもっとも下の層まで染み渡っていて、リンパ節にも転移していました。

手術後UFTという抗がん剤を内服していましたが、しばらくして肺に転移が見られました。

この段階から**十全大補湯の服用**をはじめます。3か月後には肺の腫瘍は縮小し、消失。その後10年間再発せずにすごしています。

### 2　肝臓がんと肺転移が消えた

C型肝炎、肝硬変があり、60代で肝細胞がんと診断された高齢男性がいます。肝動脈塞栓術（TAE）という動脈をふさいで肝臓のがん細胞に栄養を与えないようにする手術をくり返し受けていましたが、そのうち多発性の肺転移が見つかりました。

しかし副作用が大きくて抗がん剤は使えませんでした。そこで十全大補湯を服用しはじめました。

服用から2か月たち、肺に転移したがん細胞の集まりが小さくなりはじめました。2年間延命でき、最後は肝細胞がんではなく、肝硬変が原因で亡くなりました。しかし、解剖してみたところ、肺と肝臓にがんはまったく残っていませんでした。肝細胞がんと転移性肺がんは消失していたのです。

この2例を見てもわかるように、西洋医学での治療が断たれていても、あきらめる必要はありません。漢方薬を試してみる価値はあります。漢方薬によって、**がんと穏やかな共存を目指す**ことができるのです。

# 55 がんは敵ではなく、がんばってきた自分の姿だと知る

**がん細胞は必死に生き延びようとする**

がん細胞は「糖好き、酸素嫌い」という特徴があります。有酸素運動不足の酸素が少ない環境で、**高血糖が原因で分泌されるインスリンや糖をとり込んで増殖**するのです。

正常な細胞であれば、酸素が少なくて糖が多すぎる環境では生きられません。私たちが自分の体を粗末に扱い、体内環境をわるくしてしまうと、正常な細胞は生きづらくなるのです。酸素は行き渡らない、糖ばかり余っている。これでは体のリズムは乱れてしまい、あちこちが傷つき、炎症が起こりはじめます。

そんな劣悪な環境でなんとか生き延びようとする細胞が、がん細胞へと変化するのです。がん細胞は少々のことでは死にません。無限に増殖しようとがんばります。おまけに、発症した場所だけにとどまらず、転移という方法でほかの臓器にも散らばっていきます。最終的に、私たちの全エネルギーをすい取って生きようとし、私たちを死に至らしめるわけです。

がん細胞は、けなげにも私たちの劣悪な体内環境のなかでなんとか持ちこたえ、**生き抜こうとして、かわり果ててしまった細胞の姿**だといえるでしょう。

## がんは正常細胞が変身した鬼子母神

私たちはつい、自分の体のことを後回しにしてしまいます。家族のため、仕事のため、はたまた自分のプライドや名誉、つまり自分の欲のために。

運動不足、ストレス、睡眠不足、過度なアルコール、糖分や脂分のとりすぎ……体は、あなたに必死についていこうとして、正常細胞をがん細胞へと変身させてしまうのです。

私は、がんについて考えるなかで、仏教に出てくる鬼子母神のことを思い出します。鬼子母神は、自分の子どもを愛するがゆえに鬼となり、人間の子どもを食べてしまいます。

母に愛おしさを覚えるように、がんにも愛おしさや感謝の気持ちが湧いてきます。おまえも私のために、一生懸命がんばって、黙ってけなげに耐えてくれていたのか。そういうなかでがん細胞という不死化した姿になってしまった。おまえもまた私自身なのだな、と思うのです。

## 自分を嫌ったり、生き方を否定したりしない

たとえあなたががんになったとしても、過去を振り返り、間違っていたと後悔する必要はありません。それだけあなたも、あなたの体もがんばってきたということなのですから。自分を嫌ったり、**自分の生き方を否定したりしない**ことが大事です。がんは自分自身でもあります。自分に背いた我が体のなかの敵、鬼ともいえるかもしれません。

それでもがんを憎み闘うのではなく、自分のこれまでの生活や考え方を振り返り、がんの性質を理解して治療にのぞむべきだと思います。

まず、がんができやすい、正常細胞が生きづらい劣悪な体内環境をつくらないようにする。そしてがんができたら、体内環境を、正常細胞が生きやすい環境へとがらりとかえることです。

100%健康であることより、**人生の目標と生きがいを持って生きる**ことのほうが重要です。たとえ病気があっても、希望があれば幸せに生きることはできます。希望は、人生の未来を照らす唯一のものです。生きようとする意欲を支えてくれます。そして、たとえ病気になっても折れずに、またバネのように回復する、自らのレジリエンスを信じるのです。

# おわりに・前向きに長生きするために「マインドセット」のすすめ

## 人間は自分で自分の寿命を決めている

50歳を目前にしてある社長さんに念願だったはじめてのお子さんが誕生しました。お祝いを言うと、珍しく弱気な顔つきで「息子が成人して、跡をとるまで見守ってやりたいのですが、それまで元気でいられるか心配なんです」とこぼされました。

そんな彼に、私はあることをおすすめしました。「マインドセット」です。

幸福に長生きするためには「マインドセット」がきわめて重要だということが、最近のアンチエイジング（抗加齢）医学研究によりわかってきました。

じつは人間は、自分の両親や親族の亡くなった年齢を基準として、漠然と自分の寿命を決めてしまうという傾向があります。そして実際にそのとおりに人生の幕引きをしてしまう人が多いのです。逆に言えば「自分は健康で長生きする」と心の奥底から思っていれば長寿になれるということです。

たとえば90歳まで生きると決意したら、それを紙に書いて、朝晩眺めて心構えをする。これが「マインドセット」です。

90歳になったときの様子を、ひとつひとつ具体的にイメージします。

孫の世話をしている様子、そのとき自分が見ている風景を思い描いてみます。好きな趣味やきわめたい特技はどこまで発展しているでしょう。子どもたちはどんな家庭を築いているでしょう。あなたはどんな豊かさを手に入れ、どんなふうに楽しんで生きているでしょう。

明確なイメージができれば、そこから逆算してとるべき予防策が見えてきます。どういう習慣を持つべきかを、脳自体が理解します。脳がそれをやるだけの意味があると理解すると、体は自然に動き出すものです。

## 「今、やらなければ!」と思い立つ瞬間がやってくる

習慣が身につき、あなたが若返り、より健康になると、どんないいことが起こるで

しょう。若返りで得られるチャンスや利益、そうなることでどんな人たちを喜ばせたり助けられたりしますか？

もしそれを先延ばしにしたら、どんな損失が生まれるのか。不健康による不利益、周囲の苦しみやつらさをよく考えてみてください。

「マインドセット」のための、具体的な方法をお伝えします。

まずこうやって若返りによるメリット、デメリットを考えたあとに、「健康長寿の習慣」を身につけなければならない理由を、100個紙に書き出してみましょう。手をとめてはいけません。思いついたことをどんどん書いていきます。

ある瞬間、ハッとして「今、やらなければ！」と思い立つときがやってくるはずです。

100個書き出したら、次はクリアブックを用意し、ファイリングしておくのです。このファイルを朝起きた直後、寝る直前にめくります。

ぼんやりした状態でかまいません。読むというよりも潜在意識に定着させる感じで、眺めてください。これだけで若返りに対するモチベーションが上がり、習慣化がスムーズにおこなわれます。

今回紹介した健康長寿に関するさまざまな習慣も、ぜひファイルして、マインドセットで習慣化してください。あなたが100歳になっても若々しく、元気に笑ってすごしていることを心より願っています。

〈著者プロフィール〉

**江田 証（えだ・あかし）**

1971年栃木県生まれ。医学博士。自治医科大学大学院医学研究科修了。医療法人 社団信証会 江田クリニック院長。日本消化器病学会奨励賞受賞。日本消化器病学会専門医。日本消化器内視鏡学会専門医。日本ヘリコバクター学会認定ピロリ菌感染症認定医。米国消化器病学会国際会員。日本抗加齢医学会専門医。ピロリ菌感染胃粘膜において、胃がん発生に重要な役割を果たしているCDX2遺伝子が発現していることを世界で初めて、米国消化器病学会（アトランタ開催）で発表し、英文誌の巻頭論文としても発表。毎日国内外から200人近くの診療と多数の胃カメラ（胃内視鏡検査）および大腸カメラ（大腸内視鏡検査）をおこなっている。著書に海外でも翻訳された『医者が患者に教えない病気の真実』（幻冬舎）、『なぜ、胃が健康だと人生はうまくいくのか』（学研パブリッシング）がある。


病気が長引く人、回復がはやい人
胃腸が美しい人は長生きできる

2015年5月25日　第1刷発行

著　者　江田 証
発行人　見城 徹
編集人　福島広司

GENTOSHA

発行所　株式会社 幻冬舎
〒151-0051　東京都渋谷区千駄ヶ谷4-9-7

電話　03(5411)6211(編集)
03(5411)6222(営業)
振替00120-8-767643
印刷・製本所　図書印刷株式会社

検印廃止





ISBN978-4-344-02772-5　C0095
幻冬舎ホームページアドレス　http://www.gentosha.co.jp/

この本に関するご意見・ご感想をメールでお寄せいただく場合は、
comment@gentosha.co.jpまで。